La SYPHILIS

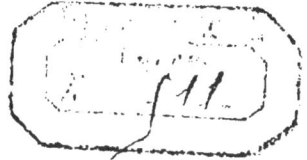

Ce que doit savoir tout Syphilitique.

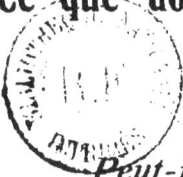

~~~~~~

Peut-il devenir vieux ?
Peut-il créer une famille saine ?
A quelles conditions ?

PAR LE Pr ROUX

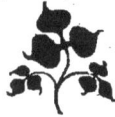

IMPRIMERIE M. SOUCHIER, 12, RUE DE SULLY, ROANNE

—

1918

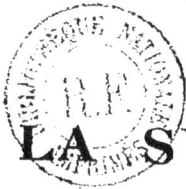

LA SYPHILIS

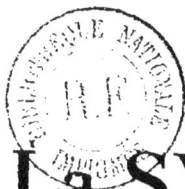

La SYPHILIS

Ce que doit savoir tout Syphilitique.

~~~~~

Peut-il devenir vieux ?
Peut-il créer une famille saine ?
A quelles conditions ?

Par le Pr ROUX

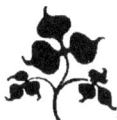

Imprimerie M. Souchier, 12, Rue de Sully, Roanne

—

1918

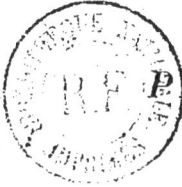

PRÉFACE

Mon Cher Maitre,

Que je vous remercie tout d'abord bien cha-leureusement de m'avoir adressé ce petit livre, grand et même immense de résultats, j'en suis certain! Je l'ai lu avec une attention d'autant plus passionnée qu'il intéresse directement la question de la dépopulation de notre Patrie; et, à l'issue de la période terrible que nous achevons de traverser, quelle question est plus importante?

Depuis longtemps, ma conviction est faite : avec l'alcoolisme et la tuberculose, la Syphilis est jusqu'à présent le facteur morbide le plus actif de la dépopulation, soit parce que les syphilitiques (qui sont légion) ne veulent pas se marier par crainte d'avoir des enfants tarés; soit parce que, se mariant, ils ne se sont pas assez bien soignés, et

n'ont pas fait ce qu'il fallait pour avoir une descen-
dance saine. Or, malgré que je le savais déjà, vous
venez de renforcer encore ma conviction que les
syphilitiques peuvent coopérer avec succès à l'ac-
croissement de nos forces nationales; et cela, vous
l'avez fait d'une façon si claire que tout homme
qui sait lire vous comprendra aussi bien qu'un
membre de l'Institut. Et les exemples dont vous
avez illustré vos démonstrations emportent la
conviction.

Je n'hésite pas à déclarer que vous avez fait
là œuvre grandement utile, dont je vous remercie
au nom de la Patrie.

Si tous les avariés (je le leur recommande, et
je le leur ordonnerais, si je le pouvais) lisaient votre
livre et suivaient vos conseils, la Patrie gagnerait
chaque année plusieurs beaux régiments!

Voilà ce que je pense de votre livre. Vous ne
m'avez pas demandé de préface, mais si cette lettre
pouvait en faire l'office, je serais heureux et bien
récompensé que ma faible autorité ait pu servir
à sa vulgarisation.

Paris, le 1er juillet 19   .

H. PIOT.

PRÉAMBULE

Ce livre n'est pas un traité de médecine fait pour des médecins ; ce n'est pas non plus un petit traité destiné à permettre au malade de se soigner seul, en cachette et en le dispensant de voir un médecin. Son seul but, et il sera grand s'il l'atteint, est de vulgariser les connaissances générales et pratiques que tout le monde *peut avoir de la Syphilis,* et que tout syphilitique doit posséder.

Beaucoup d'efforts ont déjà été tentés pour démontrer que l'Avarie n'est point une « maladie honteuse », ni une affection inavouable ; malgré tout, on rencontre encore quantité de syphilitiques qui, par ignorance ou par un faux sentiment de honte, ne veulent pas avouer leur mal, même au médecin.

La vulgarisation des notions essentielles que

*tout le monde doit avoir au sujet de la Syphilis
n'a guère été pratiquée jusque-là que par la
Presse et par le Théâtre.*

Dans la Presse, *la Syphilis, au moment de l'apparition du 606, a fait l'objet de nombreux articles de journaux politiques. Et si le public en
croyait ses articles (soit qu'ils aient été inspirés
seulement par l'intérêt, soit que leurs auteurs,
non médecins, aient été ignorants de la question),
la Syphilis, non traitée par le 606, se terminerait
fatalement, après quelques années, par la folie,
le gâtisme, l'ataxie locomotrice ou quelque autre
paralysie. Au contraire, d'après eux, cette même
syphilis traitée par une injection de 606, devait
être définitivament « stérilisée » et guérie à
tout jamais. Or cela est manifestement faux,
et cette conception est nuisible ; comme nous le
verrons au chapitre du traitement de la Syphilis,
cette maladie (même non traitée) n'aboutit pas
fatalement aux accidents graves de la période
tertiaire, et le 606 (remède excellent, précieux,
souvent merveilleux) ne peut guérir définitivement en une ou deux injections, et on doit lui
adjoindre le mercure.*

On a également porté *la Syphilis sur le théâtre;
Brieux y a fait représenter sa pièce « Les Ava-*

riés ». Mais Brieux n'a fait voir là, et il ne pouvait faire voir autre chose, qu'un tout petit côté de la question, les conséquences sociales, et surtout familiales, de l'Avarie. Sans aucun doute, il est très salutaire d'inspirer la crainte, la terreur même, de cette redoutable maladie. La crainte est bien le commencement de la sagesse, comme le dit le proverbe ; mais l'amour, ou plus exactement le besoin physique de satisfaire l'amour, l'emporte bien souvent sur la crainte, et si, avec les nouvelles méthodes de traitement rapide de la maladie avec disparition rapide des accidents contagieux, on doit rendre bien moins fréquents les cas de syphilis, il y aura malheureusement toujours des Avariés.

Il faut donc, après avoir fait connaître le danger, apporter la consolation et le remède à ceux qui n'auront pu l'éviter. Je crois que, sans avoir diminué d'une façon appréciable le nombre des cas de syphilis, cette mise en scène de l'Avarie n'a réussi qu'à jeter le trouble dans l'esprit des malades atteints de cette affection.

Aussi, n'est-il pas étonnant que lorsque nous, médecins, révélons à un malade la nature de sa maladie (et nous devons le faire, si nous voulons qu'il suive le traitement pendant le long temps

nécessaire) nous assistions à de véritables crises
de désespoir, telles que beaucoup déclarent que
leur vie est irrémédiablement compromise, qu'ils
sont perdus, qu'ils n'ont plus qu'à se suicider...
Erreur funeste au syphilitique parce qu'elle em-
poisonne une partie de son existence ; erreur
funeste aussi à la société, parce qu'elle détourne
nombre de syphilitiques de la création d'une
famille.

Pendant les quinze premiers mois de notre
grande guerre, les cas de syphilis étaient extrê-
mement nombreux parmi les troupes en campa-
gne. Au début de la stabilisation du front, de
nombreuses prostituées étaient allées exercer leur
industrie dans les villes ou villages où se succé-
daient les troupes au repos ; ces marchandes de
plaisir furent plus tard chassées. Après un an de
guerre, vinrent les permissions périodiques, dites
de détente, nécessaires sans aucun doute, mais
éminemment favorables à la multiplication des
cas de syphilis par le passage à Paris, ou dans
d'autres villes, de permissionnaires qui, conti-
nents forcés depuis plusieurs mois, se jetaient
les yeux fermés sur la première vendeuse d'a-
mour. Devant ce grave danger, l'autorité militaire
prescrivit aux médecins de tous les corps de

troupes, de faire des conférences mensuelles aux soldats sur le danger syphilitique et les moyens de s'en préserver. C'est là, je crois, la vulgarisation la plus efficace qui ait été faite au sujet de la syphilis ; elle a d'abord mis en garde le soldat, défenseur actuel de la Patrie, reconstructeur futur de la famille, contre le danger vénérien, danger évitable entre tous (et les statistiques ont effectivement accusé à partir de cette époque de vulgarisation une diminution très notable des cas de syphilis dans l'armée); elle a ensuite appris aux victimes de l'Avarie que le salut existe encore pour eux.

Ayant pu suivre depuis trente ans de très nombreux syphilitiques, je peux apporter ici cette déclaration appuyée sur un nombre considérable de faits : Le tableau si effrayant que se fait de son avenir le syphilitique, restera une exception si le malade le veut.

C'est la pensée même de notre illustre et regretté Maître le Pr Fournier.

Pr Roux.

DIVISION DE CETTE ÉTUDE
de la Syphilis.

———

Pour que cette étude de la Syphilis soit très compréhensible à tous, et pour qu'elle soit facile à suivre, nous n'emploierons aucun terme scientifique spécial, et nous diviserons ce petit traité en cinq chapitres :

CHAPITRE I. — Dans ce premier chapitre, nous exposerons succinctement **les symptômes de la Syphilis et son évolution générale.**

CHAPITRE II. — Dans le deuxième chapitre, nous verrons **quelle est la fréquence des accidents tertiaires,** les seuls que le syphilitique ait réellement à craindre pour lui-même.

CHAPITRE III. — Dans le troisième chapitre, nous étudierons **l'influence aggravante de certaines conditions** dans la Syphilis **et les règles d'hygiène** que le syphilitique doit suivre, en dehors et sans préjudice du traitement proprement dit.

CHAPITRE IV. — Le quatrième chapitre sera consacré au **traitement si important et si efficace de la Syphilis.**

CHAPITRE V. — Enfin, un cinquième chapitre, familialement et socialement le plus important, consacré à l'hérédité de la Syphilis, permettra au malade de savoir ce qu'il est en droit d'espérer au point de vue mariage et descendance. Nous intitulerons ce chapitre : **L'Hérédité syphilitique.**

———

LA SYPHILIS

CHAPITRE PREMIER

Nature de la Syphilis. Son Evolution.

La syphilis n'a pas toujours porté ce nom de *Syphilis* sous lequel elle est maintenant universellement connue.

On a raconté que la syphilis avait été importée d'Amérique en Europe par les soldats de Christophe Colomb ; les armées françaises l'auraient répandue en Italie et un peu partout.

Elle fut appelée tour à tour *mal Français, mal Napolitain, mal Castillan, mal Espagnol, mal Portugais...* Chaque nation, on le voit, déclinait et se renvoyait mutuellement la paternité d'une affection qui, à cette époque surtout, passait pour éminemment compromettante et honteuse.

Vulgairement, elle a été connue sous des dénominations très variées : variole, vérole, grosse vérole, gorre, grand'gor, mal de saint Job, mal de saint Semen...

Ce fut Fracastor, médecin italien du XVIᵉ siècle, qui dans un poème bizarre consacré à cette maladie, appela son personnage *Syphilus* ; c'est de ce mot qu'on fit Syphilis.

Quoi qu'il en soit, la syphilis n'est pas une maladie qui date de la fin du XVᵉ siècle, époque à laquelle elle se répandit en Europe. Cette maladie est extrêmement ancienne. Gangolphe, de Lyon, et d'autres observateurs ont trouvé des lésions syphilitiques sur des ossements humains, découverts en France, de l'âge préhistorique.

Qu'est-ce que la syphilis ?

Il faut d'abord bien établir, *poser ce principe* qui éclairera toute la suite de ce petit manuel, *que la syphilis n'est pas une maladie locale,* comme pourrait le faire croire son début très localisé, *mais que c'est une maladie essentiellement générale,* plus générale que le rhumatisme et la tuberculose, la plus générale de toutes les maladies. Elle s'étend en effet à tout l'organisme, et peut atteindre n'importe quelle partie ou n'importe quel organe de l'individu, depuis l'extrémité des cheveux jusqu'à l'extrémité des ongles des pieds ou des mains. Elle peut intéresser tous nos tissus, qu'ils soient mous comme la peau, les muscles, la moelle épinière ; ou qu'ils soient durs comme les cartilages ou les os ; depuis la partie la plus superficielle de l'épiderme jusqu'à la profondeur la plus intime de nos organes.

Agents et Conditions
de l'infection syphilitique.

Cette maladie générale est constituée par l'introduction et la pullulation dans l'organisme d'un microbe appelé le *spirochète*.

Pour qu'il y ait contagion, il faut qu'il y ait évidemment *deux facteurs*. celui qui donne la contagion et celui qui la reçoit.

Il faut de plus que chacun de ces deux facteurs remplisse une condition : le premier doit être apte à transmettre la contagion, le second doit être apte à la recevoir.

1.° PREMIER FACTEUR. — Un (ou une) syphilitique est contagieux quand il est porteur d'accidents syphilitiques *en activité, extérieurement accessibles au second facteur.*

Ces accidents syphilitiques contagieux n'existent pas en permanence chez le syphilitique. On les voit surtout pendant la première et la deuxième année, comme nous le dirons plus loin, ils disparaissent généralement dans le courant de la troisième année, et ne reparaissent plus ou ne reparaissent que très rarement chez les syphilitiques qui ont une hygiène convenable. Les vieux syphilitiques ont des accidents profonds, des lésions d'organes, non accessibles au partenaire, et par conséquent non contagieux. Ainsi, une femme dont la syphilis remonte à dix ou quinze ans est peu dangereuse ; elle offre même beaucoup plus de sécurité qu'une inconnue. Pendant les deux premières années même, en dehors de la période du chancre, une femme peut être contagieuse pendant quinze, vingt ou trente jours, parce qu'elle a un ou plusieurs accidents en activité ; ces accidents guéris, elle n'est plus contagieuse, jusqu'à ce qu'une nouvelle manifestation active reparaisse ; *elle est donc contagieuse par intermittence.* Mais comme ces accidents secondaires, dans le cours des deux premières années, peuvent apparaître dans l'espace d'une journée, *le danger de contagion est constant les deux premières années* d'une syphilis, chez l'homme comme chez la femme. La conclusion pratique est que le syphilitique qui se marie avant un délai de deux ou trois ans depuis le début de sa maladie, contagionne à peu près sûrement son conjoint.

2° Deuxième facteur. — Quant au second facteur, pour qu'il reçoive l'infection, il faut qu'il *soit porteur*, au moment du contact, *d'une écorchure*, d'une fissure (si petite parfois qu'elle passe inaperçue), écorchure qui se trouve en rapport, même très court, avec l'accident en activité du partenaire.

La peau, ainsi que les muqueuses qui continuent la peau à l'intérieur des cavités ne sont pas un terrain sur lequel peuvent vivre et se développer des germes ; pour qu'il y ait ensemencement, ces germes doivent être déposés dans les tissus situés au-dessous de l'épiderme ou des muqueuses. Et comme l'épiderme et les muqueuses ne se laissent pas traverser par les germes déposés à leur surface saine, *il n'y a contagion que si une écorchure permet à ces germes d'atteindre les tissus sous-épidermiques ou sous-*

**muqueux. Chacun sait que du vaccin déposé sur
la peau saine, du bras, par exemple, ne « prend
pas » ; pour qu'il prenne, on doit gratter la peau,
pour produire une petite érosion qui sera la porte
d'entrée des germes.**

Ainsi, une femme qui a des accidents externes
contagieux ne donne pas fatalement la syphilis
à l'homme qui a un rapprochement avec elle : il
faut qu'il y ait chez l'homme une porte d'entrée.
Mais ces érosions imperceptibles sont extrêmement fréquentes dans l'acte même du coït, surtout près du filet. Cette nécessité d'une porte
d'entrée, pour qu'il y ait contagion vous explique
pourquoi de plusieurs individus qui ont le même
jour des rapports avec la même personne ayant
des accidents contagieux, les uns sont contagion-
nés, les autres restent indemnes : les uns avaient
avant le rapprochement ou ont eu pendant le
rapprochement une écorchure, **les autres n'en
avaient pas et n'en ont pas eu.**

Moyens de préservation contre la syphilis.

L'abstention, dans tous les cas où le partenaire
est inconnu ou n'est pas absolument sûr, serait
le préservatif efficace qui supprimerait tous les

autres. Mais la chair est faible, disent les Livres Saints, et il faut compter avec ses faiblesses.

La contagion de la syphilis se fait, à peu près toujours *par la bouche* et *par les organes génitaux* (cas le plus fréquent).

Pour la bouche (nous verrons dans l'exposé des accidents de la période secondaire que les plaques muqueuses sont très contagieuses), s'il n'est pas possible d'éviter le baiser ordinaire sur les lèvres, accompagnement obligatoire de l'amour, supprimez en présence d'une femme non tout à fait sûre, ces baisers prolongés et profonds où le noble organe dont parle Esope, donné à l'homme pour manger et contribuer à exprimer sa pensée, veut parfois aller chercher des sensations plus nouvelles jusque dans la profondeur de la cavité buccale dont le rôle est simplement physiologique, et non d'amour. Nous reviendrons du reste sur ce danger de la contagion buccale.

Dans l'acte honnête, normal, du coït, trois moyens de préservation sont à recommander :

1° *Lubrifier la verge avec un corps gras.*

C'est là un bon moyen de préservation. Tout corps gras peut être employé, la vaseline, l'huile, le beurre même ; ne craignez pas d'en demander à votre partenaire. En facilitant les glissements, le corps gras diminue considérablement les chances d'érosion ; de plus, s'il existe une petite fissure, il la protège, empêchant jusqu'à un certain point, par sa seule interposition, le contact du virus infectant avec cette petite fissure.

2° *Usage de pommade désinfectante après le coït.*

On a beaucoup conseillé, dans l'armée surtout, de faire usage, après le coït, de la *pommade au calomel*, le calomel (poudre mercurielle) tuant, en principe, le microbe de la syphilis. L'usage de cette pommade est tout à fait incertain dans ses résultats, et je ne crois guère qu'une application de pommade au calomel sur une ulcération infectée par le spirochète puisse empêcher le développement de la maladie. Employez la pommade au calomel avant et après le coït ; vous aurez ainsi la protection du corps gras et l'action désinfectante du calomel.

3° *Emploi du* condom.

L'usage de tout corps gras, employé généreusement, doit être recommandé ; beaucoup lui ont dû et lui devront de n'être pas syphilitiques. Toutefois, c'est là un préservatif non certain. En dehors de l'abstention, le plus sûr préservatif est le *condom,* vulgairement appelé « capote anglaise », de très bonne qualité. N'ayez jamais honte d'en acheter chez le pharmacien, si vous prévoyez un besoin d'amour à satisfaire, d'en avoir dans votre portefeuille, et de vous en servir **quand vous serez en présence d'une femme que** vous ne connaissez pas très bien. Vous n'aurez jamais à regretter ces précautions, bien simples si on les met en regard des graves conséquences qui peuvent suivre si on ne les a pas prises.

Evolution de la Syphilis.

La syphilis débute donc au moment où, sur une petite ulcération, se déposent des *spirochètes* ou *microbes de la syphilis,* que contient le pus d'une ulcération syphilitique de l'autre partenaire.

A partir de ce moment, progressivement mais rapidement, ces spirochètes se reproduisent sur place, d'abord, à l'infini. Après un temps variable **de vingt à cinquante jours** (trente-cinq jours en moyenne) après le rapprochement infectant, apparaît au point contaminé une petite plaie qui se développe en quelques jours, en surface et en profondeur : *c'est le chancre.*

De cette ulcération chancreuse, les microbes s'acheminent jusqu'aux ganglions du voisinage (ceux du pli de l'aine dans les cas le plus fréquents de chancre de la verge, ceux du cou dans les cas de chancre de la bouche). *Ces ganglions deviennent plus volumineux*, et opposent momentanément une fragile barrière à l'armée envahissante des spirochètes. Mais cette barrière insuffisante ne tarde pas à être franchie ; les microbes de la syphilis se répandent en continuant de se multiplier, dans le torrent circulatoire qui les véhicule jusqu'aux organes les plus reculés.

Dans l'espace d'un mois environ, le chancre guérit, même sans traitement : là se termine ce qu'on appelle la *période primaire* de la syphilis ; cette période ne présente, en somme, comme symptômes, que le chancre accompagné de ses ganglions. *Période primaire équivaut donc à période de formation et d'évolution du chancre;* elle s'étend de l'acte initial, cause de la contagion à la guérison du chancre.

Puis, quelques jours ou quelques semaines après la guérison du chancre, on voit apparaître une série de *manifestations tout extérieures*, dont la durée et l'intensité sont très variables, selon certaines conditions de santé et d'hygiène du malade, selon aussi la virulence de l'infection, mais qui sont surtout marquées dans les six premiers mois, décroissent ensuite assez vite, pour disparaître en général, à peu près totalement au bout de deux ans. *C'est la période secondaire de la syphilis.*

Ces symptômes disparus, le syphilitique *a l'air guéri*, n'a aucun trouble, se porte bien (si sa santé antérieure était bonne) et ne se différencie pas de celui qui n'a pas eu cette maladie ; *cela peut durer indéfiniment. Mais souvent, petit à petit, sournoisement,* sans que rien ait pu le faire prévoir, la maladie a continué son évolution, attaquant, rongeant certains organes sans qu'aucune manifestation tangible attire l'attention sur ce travail latent. Si ces organes touchés ne sont pas vitaux, si ces lésions à longue évolution n'intéressent que la peau, les muscles ou même les os, le traitement bien conduit peut les guérir encore plus ou moins totalement. Mais si les organes touchés sont des organes importants, vitaux (cerveau, moelle épinière, reins, cœur...) on voit une maladie incurable se dérouler progressivement et fatalement le plus souvent, à moins que la mort subite ne soit le premier signe d'une lésion latente. Ce silence entre la période secondaire et ces accidents organiques peut être très long : quatre, cinq, dix, vingt, trente ans après la guérison des accidents secondaires, et même davantage. Cette longue période qui commence à la disparition des accidents secondaires (vers la troisième année), et qui dure autant que le syphilitique lui-même, constitue la *période tertiaire de la syphilis.*

L'évolution totale d'une syphilis comprend donc trois périodes :

I. — La Période Primaire.

II. — La Période Secondaire.

III. — La Période Tertiaire.

I. *Période Primaire de la Syphilis.*
Le Chancre.

Après le coït, ou le contact infectant, il s'écoule une période, comprise entre vingt et quarante-cinq jours, *de silence absolu.*

Pendant ce temps, la verge est normale, et la santé générale n'est aucunement modifiée ; rien ne peut faire prévoir les accidents ultérieurs. Cela paraît assez surprenant aux personnes qui n'ont aucune notion de la syphilis ; elles admettent difficilement que le rapprochement, qu'elles ont

eu quarante jours auparavant, soit la cause de
la « *blessure* », de « *l'écorchure* » qu'elles ont
présentement.

C'est là cependant un des caractères de la
syphilis, que nous retrouverons tout au long de
son évolution : alors que tout va bien, que tout
paraît éteint, un accident syphilitique surgit
sans que rien le plus souvent ait pu le faire prévoir : *la syphilis est sournoise.*

C'est cette période, qui s'étend de l'acte causal
à l'apparition de la première manifestation syphilitique, qu'on appelle *période d'incubation*, c'est-
à-dire période pendant laquelle la maladie
couve.

Après ce délai, on voit apparaître, au point
contaminé, une excoriation, petite plaie qui se
développe *en largeur et en profondeur.* Elle gran-
dit en surface, et atteint, dans l'espace de huit à
dix jours, les dimensions d'une pièce de dix sous
environ ; elle est en même temps devenue un peu
plus profonde, elle a « *creusé* » un peu, pendant
que ses bords, comme s'ils voulaient limiter le
mal, *devenaient durs ; le chancre est constitué.*

1° *Siège du chancre.*

Dans la grande majorité des cas, le chancre

siège *à l'extrémité de la verge :* c'est en effet le coït, ou rapprochement bi-sexuel, qui est l'origine habituelle de l'infection.

La verge se termine par une partie renflée qu'on appelle *le gland ;* entre le gland et le corps de la verge existe un sillon circulaire, appelé le **sillon balano-préputial ;** le gland, au repos, est recouvert par un fourreau appelé *le prépuce,* qui, volontairement ou dans l'acte du coït, est ramené en arrière et laisse le gland à nu. Ce fourreau du gland, ce prépuce, forme à la partie postérieure du sillon balano-préputial un repli *le filet,* qui s'insère sur le gland, et limite le mouvement en arrière du prépuce dans l'acte du coït. On conçoit que, pendant cet acte, c'est au niveau de ce sillon, et tout spécialement à l'insertion du filet, que s'exercent les tiraillements, et se produisent le plus facilement de petites érosions, portes d'entrée des microbes.

C'est là, sur le gland, à l'insertion du filet, que dans la plupart des cas se trouve le chancre. Il est rare, en effet, de le voir situé plus en arrière, sur le corps même de la verge.

La verge est donc le siège ordinaire du chancre; mais on le voit assez souvent aussi *dans la cavité buccale,* sur les amygdales, la langue, les joues ou les lèvres. Ces organes, dont la muqueuse est très fine, sont fréquemment atteints de petites ulcérations, de petites plaies (coup de froid, ulcérations de la langue dues à une mauvaise dent, ulcérations des amygdales consécutives à une angine...) sur lesquelles les spirochètes se développent merveilleusement après un contact avec une personne atteinte d'accidents secondaires.

Ce contact peut être direct ou indirect.

Il est direct dans l'acte du baiser ordinaire, si l'un des deux partenaires est atteint aux lèvres ou à la langue d'accidents syphilitiques secondaires, les plaques muqueuses, dont nous parlerons plus loin ; il est encore direct dans les rapprochements plus profonds de bouche à bouche, ou dans les rapprochements anormaux de la bouche avec les organes génitaux atteints d'accidents syphilitiques en activité.

Ce contact peut être aussi *indirect*, c'est-à-dire s'effectuer par l'intermédiaire d'un objet dont s'est servi un malade atteint d'accidents : par exemple, à la suite de l'emploi de cuillères, de fourchettes, de verres dont s'est servi un syphilitique atteint de plaques muqueuses de la bouche ; cette contagion indirecte n'est pas rare chez les verriers qui se servent de la canne à souffler dont vient de se servir un autre verrier porteur de ces accidents buccaux.

Je ne saurais trop recommander aux syphiliti-ques, pendant au moins les deux ans qui suivent leur chancre, d'avoir leurs objets personnels, et de prendre des mesures pour que d'autres ne s'en servent pas. Plus tard aussi, s'ils ont des retours d'accidents syphilitiques, ils doivent prendre la même précaution. C'est un cas de conscience. Que de fois hélas ! J'ai vu des syphilitiques, à la période secondaire, infecter une partie de leur famille ou de leur entourage. A l'article des pla-ques muqueuses, je reviendrai, en donnant des exemples, sur ce danger que fait courir à son entourage le syphilitique non suffisamment consciencieux.

On peut encore voir des chancres aux doigts (cas où un doigt écorché est en contact avec des accidents syphilitiques). On a même vu des chan-cres dans le dos (cas où une personne, par exem-ple, a le doigt souillé par du pus syphilitique, et, se grattant, produit une petite ulcération qui est en même temps contaminée). Mais ces cas sont exceptionnels.

Globalement, sur cent chancres on en voit 92

à 95 sur la verge, 5 à 8 à la bouche ou aux lèvres,
et un ou deux par mille ailleurs.

2° *Caractères du chancre.*

Le chancre syphilitique présente les caractères
suivants : il est en général *unique*, il est *induré*,
et il est à peu près totalement *indolore.* Ce sont
ces caractères qui le distinguent de la chancrelle,
simple chancre mou.

Le chancre est *unique* d'une façon très générale ; on voit quelquefois coexister deux chancres
et même trois chancres syphilitiques ; mais le
plus habituellement, presque toujours, il n'y en
a qu'un.

Au contraire, le chancre mou est très rarement
seul ; on en trouve en général trois ou quatre. On
sait que le chancre mou, la chancrelle, n'est
qu'une excoriation sans gravité, qui guérit par
des pansements quelconques, sans traitement
spécial, et qui n'a aucune conséquence pour la
santé actuelle ou future.

Le second caractère du chancre syphilitique est
qu'il est *induré :* c'est son signe le plus caractéristique. Sa base, et son pourtour, sont constitués
par des tissus durs, résistants ; au toucher, ce
chancre présente comme un corps dur enchâssé

dans la peau, qu'on presse entre les doigts sans
le plisser ni lui faire perdre sa forme.

Le chancre mou, au contraire, se laisse plisser
facilement, n'a pas de consistance, et ne donne à
la pression aucune sensation de dureté qui le distingue des tissus voisins.

Le chancre syphilitique est de plus à peu près
totalement *indolore ;* on peut le presser, même
assez fortement entre les doigts, sans occasionner
de douleur appréciable, comme on le fait par
exemple, d'une verrue. Il n'a pas de sensibilité
nettement plus accusée que la peau voisine qui
est saine.

Le chancre mou, au contraire, est très sensible
comme toutes les plaies banales, comme toutes
les excoriations.

A ces trois caractères du chancre lui-même, il
faut en ajouter un quatrième dont il est la cause
directe : le chancre s'accompagne de *glandes
multiples* à chaque pli de l'aîne ; l'une de ces
glandes, plus volumineuse que les autres, porte
le nom de glande ou *ganglion satellite.* Ces glandes présentent ce caractère même du chancre
d'être *indolores ;* elles ne gênent ni la marche ni
aucun exercice, et n'ont aucune tendance à former abcès.

Le chancre mou, lui aussi, s'accompagne souvent de glandes ; mais ces glandes sont douloureuses, gênent quelquefois considérablement les mouvements, et il n'est pas rare d'y voir se former de volumineux abcès.

3° *Evolution du chancre.*

D'une façon habituelle, le chancre même sans traitement, *guérit en vingt-cinq ou trente jours.*

Dans quelques cas peu fréquents, la plaie, au lieu de se cicatriser, s'étend en surface et creuse en profondeur ; le chancre devient difficile à guérir, et un traitement énergique est nécessaire. On appelle ce chancre plus malin *chancre phagédénique.*

Les glandes qui accompagnent le chancre, après la guérison de celui-ci, diminuent rapidement et spontanément de volume, et guérissent progressivement.

En sorte que, à part le chancre de la bouche et des amygdales, qui occasionne, par sa situation, une gêne plus ou moins considérable de la mastication ou de la déglutition, la période primaire de la syphilis ne se traduit par aucun symptôme douloureux ni même véritablement gênant. Elle passerait fréquemment inaperçue (et le cas n'est pas absolument rare, même chez l'homme), n'était la petite plaie que constitue le chancre. Cette non constatation du chancre est même la règle chez la femme, quand il est caché dans les replis de la cavité vaginale ; la syphilis reste alors méconnue jusqu'à l'apparition des accidents secondaires. C'est là un danger, très grave chez les prostituées, parce que, même de bonne foi, elles contaminent, pendant toute la durée du chancre, ceux qui paient leurs instants d'amour.

Des trois périodes de la syphilis, la période primaire est la moins longue, la moins pénible, et surtout de beaucoup la moins dangereuse, puisque, en définitive, elle n'offre aucun danger pour le malade.

Je ne terminerai pas ce bref exposé de la période primaire sans insister sur une précaution que tout homme sérieux, en voie de mariage, doit prendre, celle de s'abstenir de tout coït, tout au moins de tout coït avec une femme non absolument sûre les quarante-cinq ou cinquante jours qui précèdent le mariage. Quelle funeste tradition que celle du dîner d'adieux à la vie de garçon, dîner auquel succède si souvent une visite à la maison close ou chez la racoleuse ! Que de fois j'ai vu la navrante histoire suivante : huit ou

quinze jours après ce dîner d'adieux, mariage ;
trente ou quarante jours après, chancre, et infection de la jeune épouse, avec toutes les conséquences sociales et familiales dont parle Brieux et
que nous verrons dans la suite de cette étude !

II. *Période secondaire de la Syphilis.*

La période secondaire est la période *la plus
bruyante* de la Syphilis; elle passe bien plus rarement inaperçue que la période primaire, et il est
rare qu'un ou plusieurs de ses symptômes ne
soient pas observés, au moins pour toute personne quelque peu avertie de la question.

Il existe néanmoins un nombre élevé de gens
syphilitiques qui ne se savent pas syphilitiques,
surtout chez la femme. Les accidents secondaires,
ceux réellement tangibles, ont été si bénins, si
atténués, que n'étant pas avertis, ils ne les ont ni
vus ni soupçonnés. C'est ce que le professeur
Fournier appelait les *syphilis ignorées.*

Que de fois tout syphiligraphe a-t-il provoqué
la plus profonde stupéfaction chez des malades
en leur révélant une syphilis, éloignée ou récente,
qu'ils ignoraient complètement !

Après la cicatrisation du chancre, il s'écoule

généralement une période de deux à cinq semaines avant l'apparition des manifestations qui constituent la période secondaire de la syphilis.

Les plus habituels de ces symptômes sont au nombre de cinq :

1° la roséole,

2° l'angine syphilitique,

3° les plaques muqueuses,

4° la chute des cheveux,

5° les condylômes à l'anus.

Les deux premiers de ces accidents, la *roséole et l'angine*, sont les plus précoces, et n'ont qu'une durée éphémère (variable de une à quatre semaines).

Les trois derniers apparaissent quelques jours après les précédents, ou même quelques semaines après ; leur durée est plus grande, et surtout ils récidivent. Leur caractère essentiel est de procéder par poussées, de reparaître, après leur guérison complète en apparence, sous l'influence de certaines causes ou sans cause appréciable, et cela pendant toute la première année de la syphilis, et souvent aussi pendant la deuxième année. Les malades qui n'ont pas une hygiène suffisante les voient parfois se reproduire pendant de longues années.

1° *La Roséole.*

La roséole est une éruption formée de *taches arrondies* dont la teinte, comme leur nom l'indique, *est faiblement rosée.* Ces taches ne sont pas surélevées au-dessus de la peau ; le toucher ne les différencie pas de la partie saine de la peau avoisinante, si ce n'est peut-être parce que, à leur niveau, l'épiderme est plus rugueux, plus sec. Le volume de ces taches est celui d'une lentille.

L'éruption de la roséole est très rarement étendue à tout le corps ; elle occupe ordinairement la poitrine et l'abdomen ; on la voit aussi assez souvent étendue aux membres inférieurs, mais plus discrète, moins confluente. Le dos en a peu ou n'en a pas du tout. Le visage est peu souvent atteint.

Ces taches ne provoquent pas de douleur, ni au moment de leur apparition, ni dans le cours de leur évolution ; l'état de santé générale n'est pas modifié, et la fièvre nulle ou peu appréciable. C'est à peine si elles occasionnent une légère démangeaison.

En résumé, la roséole n'a aucun caractère de gravité. Cette éruption peut du reste être très discrète, si bien que le malade prévenu seul la remarque parfois. Il est fréquent aussi de la voir manquer totalement.

Nous avons déjà dit que la durée de la roséole était courte : elle varie entre dix et trente jours. Elle diminue ensuite rapidement et disparaît définitivement, même en l'absence de tout traitement, sans aucune cicatrice et sans laisser de traces.

2° L'angine syphilitique.

A peu près en même temps que la roséole, le syphilitique éprouve de la difficulté à avaler ; il a de l' «'angine ». Le fond de sa gorge est rouge, enflammé ; cette inflammation s'étend assez souvent jusqu'aux cordes vocales, et détermine alors de l'enrouement, mais qui n'arrive pas à l'aphonie.

Ce mal de gorge, cette angine, ne donne pas de fièvre appréciable, n'entraîne comme douleur qu'une gêne plus ou moins marquée de la déglutition. Elle n'empêche pas de manger totalement comme l'angine banale, dont elle n'offre pas les symptômes aigus.

Le caractère le plus différenciel de cette angine est d'être tenace ; elle dure volontiers vingt-cinq à trente jours ; les remèdes habituels des angines

ne la modifient pas. Cette durée, sans améliora-
tion, de l'angine spécifique est un signe révéla-
teur de sa nature syphilitique ; à tel point qu'un
mal de gorge dont la durée dépasse dix ou quinze
jours doit être fortement suspect de syphilis.

Durée de vingt-cinq à trente jours, absence de
fièvre et de réaction générale un peu vive, assez
souvent enrouement un peu spécial, éraillement
plutôt de la voix (voix de charretier), tels sont
les signes qui distinguent l'angine syphilitique.
Les trois accidents que nous allons voir maintenant débutent généralement après la disparition
de la roséole et de l'angine ; mais ils peuvent
aussi apparaître avant que les deux premiers
soient disparus complètement.

3° *Plaques muqueuses.*

Les plaques muqueuses sont certainement,
parmi tous les accidents secondaires de la syphilis, les plus ennuyeux, et ceux *qui récidivent le
plus facilement*, au moins chez l'homme, et nous
en verrons les raisons.

Ces plaques sont de petites plaies des muqueuses (on sait qu'on appelle muqueuses cette peau
très fine qui tapisse la langue, les lèvres, la gorge
et tout le tube digestif jusqu'à l'anus). Elles sont

de la dimension approximative d'une pièce de dix sous, quelquefois un peu plus grandes.

Elles sont de *contour irrégulier*, découpées sans forme définie, comparables à la forme d'un département de la carte de France. Elles ne sont pas limitées par un rebord induré, comme le chancre. Leur fond est grisâtre, se détachant nettement sur la muqueuse saine.

Elles ne sont jamais profondes, ne creusent pas, et n'atteignent qu'une partie de cette mince membrane qu'est la muqueuse buccale. C'est ce caractère de superficialité qui les distingue des lésions tertiaires de la syphilis ; la « *gomme* » syphilitique, accident tertiaire que nous étudierons à la période tertiaire, a une tendance à gagner constamment en profondeur, à creuser, à perforer même les organes si le traitement n'intervient pas pour limiter et réparer les dégâts.

Les plaques muqueuses du reste, comme la roséole et l'angine, guérissent spontanément, même sans l'intervention du traitement. Mais elles reparaissent pendant la première année, surtout les six premiers mois, avec facilité, à la moindre irritation de la bouche, ou même sans cause locale.

C'est là leur caractère le plus marqué, *de récidiver à tout propos*. Toutefois leur nombre et leur ténacité sont extrêmement variables. Chez les femmes, et chez les hommes qui ne fument pas, il y en a peu, la plaque est parfois unique et fugitive, quelquefois même on n'en voit pas du tout. Elles sont au contraire entretenues par toutes les causes d'irritation de la bouche : elles sont plus fréquentes chez les personnes dont la dentition est mauvaise, chez celles qui n'ont pas une hygiène suffisante de la bouche. Elles siègent alors de préférence sur le bord de la langue qui est en rapport avec les dents, ou sur la partie des joues qui est en contact avec les dents mauvaises. On voit quelquefois des plaques muqueuses entre les doigts de pieds, chez les gens qui n'ont pas d'hygiène, ou qui ont des causes spéciales d'irritation des pieds ; ces cas sont rares.

Ce qui est certain, c'est que chez le syphilitique qui ne fume pas, dont la dentition est entretenue en bon état, qui a une propreté corporelle et une hygiène de la bouche convenables, ces plaques muqueuses sont réduites à leur minimum, et après les premiers mois de la maladie ne récidivent que très rarement.

Par contre, chez l'alcoolique, surtout s'il est

malpropre, *et principalement chez le fumeur,*
elles sont *très fréquentes, très multiples,* et *d'une
ténacité bien souvent désespérante.* A propos des
accidents tertiaires, nous reviendrons sur cette
question : disons seulement, pour l'instant, qu'on
voit couramment le syphilitique fumeur, à la
période secondaire de sa maladie, avoir la langue,
la bouche et les amygdales, couvertes de plaques
muqueuses, et qu'il n'est pas rare de voir, chez
lui, ces plaques exister encore, trois ans, quatre
ans, et dix ans après le chancre.

Répétons que ces plaques muqueuses sont contagieuses ; c'est par ces plaques que se font les
contagions indirectes. Ces cas déplorables, d'autant plus tristes qu'ils atteignent en général des
innocents, sont nombreux. Dans une famille, à
laquelle je suis lié par des liens d'amitié, j'ai vu
un homme syphilitique infecter ainsi son frère,
chez lequel il prenait pension, la femme de son
frère et leurs deux enfants. Dans ma clientèle,
j'ai vu un père de famille syphiliser ainsi ses trois
enfants (il avait contracté la syphilis bien après
leur naissance). Et ces cas, hélas ! sont loin d'être
rares.

Je ne me lasserai pas de redire encore que tout
syphilitique doit avoir son couvert personnel,

dont il se servira seul, et qu'il doit s'astreindre à n'embrasser personne tant qu'il est porteur de plaques muqueuses. Agir autrement, c'est être inconscient ou criminel.

Avant l'avènement du traitement arsénical par le 606, ce danger de contamination par les accidents secondaires de la bouche était réellement redoutable pendant toute la première année, et souvent encore pendant la deuxième année. Sans entrer déjà dans la discussion du traitement de la Syphilis, je veux dès maintenant fixer l'attention sur l'immense avantage du traitement, dès le début, par le salvarsau ou 606, en ce qui concerne les plaques muqueuses. Le mercure, remède de fond, indispensable mais à action lente, n'a aucune influence, ou n'a qu'une influence insignifiante, sur la durée ou l'intensité des accidents secondaires, sur les plaques muqueuses en particulier. Le 606 donne, au contraire, des résultats d'une rapidité et d'une efficacité surprenantes. En quelques jours, vingt à trente jours, quatre à six injections intra-veineuses de salvarsau nettoient le malade de ses accidents secondaires. Eh bien ! Je déclare que le 606, n'aurait-il pour effet que de supprimer la contamination qui se fait par les plaques muqueuses, est indispensable dans le traitement du début de la syphilis, qu'il devrait être obligatoire.

4° Chute des cheveux.

En même temps qu'évoluent les plaques muqueuses apparaît la chute des cheveux. Cette chute revêt un caractère bien spécial : elle atteint tout le cuir chevelu ; elle ne le décape pas sur un espace restreint, comme le fait la pelade. Les cheveux tombent un peu partout et rapidement, en quelques jours ; la chevelure devient très claire dans son ensemble. A la toilette, le peigne ramène de véritables touffes de cheveux, si bien que le malade appréhende de se peigner. Cette chute se fait dans toute l'étendue de la tête; mais elle est nettement plus abondante dans sa moitié antérieure, moins accusée à la partie postérieure. En somme, sur le sommet de la tête, la chevelure devient très clairsemée, *mais la chute n'est jamais complète.* Dans la majorité des cas, elle est assez marquée pour que le malade la remarque, et s'en inquiète, mais elle n'est pas suffisamment abondante pour que le public la remarque.

Ajoutons pour terminer que, même sans traitement, la repousse se fait toujours, et que deux ou trois mois après il n'y paraît plus.

5° *Condylômes à l'anus.*

Nous comprenons dans les signes de la période **secondaire** *le condylôme :* il est le plus tardif et le **moins fréquent.** Il fait en quelque sorte la transition entre la période secondaire et la période tertiaire.

Le condylôme est une plaque *bourgeonnante,* c'est-à-dire qu'au lieu d'être en dépression, comme les plaques muqueuses, elle est surélevée et forme comme un petit monticule. Il siège tout autour de l'anus, dans la peau avoisinante, est en général multiple de la dimension d'une pièce de un ou de deux francs.

Il n'est par lui-même à peu près pas douloureux ; la pression à sa surface ne détermine pas une douleur bien vive ; en raison des frottements, il gêne un peu la marche.

Comme tous les autres accidents secondaires, il guérit rapidement même sans le secours du traitement.

Comme pour les plaques muqueuses, le manque de propreté le favorise.

Voici donc énumérés, et succintement décrits, *les cinq accidents* qu'on rencontre ordinairement dans le cours de la période secondaire d'une

syphilis ; c'est pourquoi par abréviation, on dit
d'eux que ce sont *les accidents secondaires*. On a
pu constater que, dans des conditions de bonne
hygiène, ils offrent ce caractère commun de guérir assez vite même en l'absence de traitement.

Il ne faudrait pas croire que ces symptômes se
trouvent toujours réunis tous les cinq chez le
même malade ; non, il en manque même habituellement un ou deux : l'un aura, par exemple,
de l'angine, de la roséole et de la chute de cheveux ; un autre aura angine et plaques muqueuses, et n'aura ni roséole ni chute de cheveux. On
peut les voir réunis tous les cinq chez le même
sujet ; il est exceptionnel qu'ils manquent en
totalité. Ce qui arrive plus souvent, assez souvent même, surtout chez les femmes, et aussi chez
les hommes sphilitiques qui ne fument pas et qui
ont une bonne hygiène, c'est qu'ils soient très
fugaces et très légers, si peu apparents quelquefois qu'ils passent inaperçus, si le malade n'est
pas averti. Le symptôme qui manque le plus rarement est la plaque muqueuse, celui qui fait le
plus souvent défaut est le condylôme.

J'ai décrit aussi clairement que je l'ai pu ces
symptômes de la période secondaire, afin que le
malade **ou celui qui a des raisons de se croire**

malade, puisse s'examiner attentivement, constater ces accidents, et, s'il doute encore, aille les
montrer à son médecin. J'estime qu'il importe
essentiellement de faire toucher du doigt par le
malade des *signes non douteux* de sa syphilis. J'ai
vu, en effet, et à maintes reprises, des syphilitiques (dont un examen approfondi m'avait prouvé
la syphilis, que j'avais confirmée par l'examen du
sang), me dire après plusieurs mois ou plusieurs
années : « Mais je ne crois pas en réalité avoir eu
la syphilis ; j'ai bien eu il y a plusieurs mois (ou
plusieurs années) une petite écorchure à la verge
qui a duré environ un mois ; mais depuis, je n'ai
rien eu, pas même un bouton. » Il en est même
dont le chancre a été si peu de chose que, à une
distance de vingt ans, ils n'en ont gardé aucun
souvenir. Ces syphilitiques étaient de bonne foi ;
leur attention n'ayant pas été attirée de ce côté,
et les accidents secondaires ayant été très bénins,
ils ne le remarquèrent pas.

J'ai toujours recommandé à mes élèves de *faire
constater* aux syphilitiques *des signes nets* de la
nature syphilitique de leur maladie ; je leur ai
toujours recommandé aussi de bien faire com-
prendre au malade que cet accident qu'il a vu
lui-même, cette plaque muqueuse par exemple,

sera peut-être la seule manifestation de sa maladie pendant la période secondaire ; que, cependant, sa maladie est aussi grave que s'il avait tous les autres symptômes, et l'expose aux-mêmes dangers plus tard ; que, par conséquent, il doit suivre un traitement aussi intensif et aussi prolongé. Je veux, par cet avertissement, préserver le syphilitique de ce danger fréquent chez le malade non averti : croire qu'il est guéri ou que sa maladie est très bénigne, parce qu'il n'a pas eu d'accidents secondaires sérieux. Quand il aura bien nettement constaté un accident secondaire caractéristique, quand on l'aura convaincu que la gravité de la maladie est la même avec une période secondaire très calme, il se soignera comme il faudra et aussi longtemps qu'il sera nécessaire.

III. *Période tertiaire de la syphilis.*

Ainsi donc, la période primaire n'a que la durée et que l'inconvénient du chancre.

La période secondaire a présenté des accidents plus durables, plus ennuyeux et plus pénibles, mais en définitive sans gravité réelle, puisque le malade n'a changé en rien sa manière de vivre, a pu parfaitement se livrer à ses occupations habi-

tuelles, et puisque ces accidents, avec ou sans
traitement, ont guéri dans un délai de six, douze
ou dix-huit mois, et cela définitivement si le malade ne fume pas, et a une hygiène suffisante.

Il est indiscutable, et les exemples n'en sont
pas rares, *que la maladie*, en dehors de tout traitement, *peut arrêter là ses méfaits ;* et le syphilitique qui ne s'est jamais soigné peut vivre, sans
ennui, jusqu'à soixante, soixante-dix ans ou
davantage, sans voir apparaître de nouvelles
manifestations de sa maladie.

Mais il joue gros jeu, il court grand risque. Car
souvent aussi, s'il n'a suivi un traitement suffisamment prolongé et intensif, que nous indique-
rons à sa place, s'il a eu une mauvaise hygiène,
et s'il s'est livré à des excès répétés, il arrive
qu'après une période quelquefois très longue
de silence absolu qui fait suite aux accidents
secondaires, *éclatent plus ou moins brusquement
les accidents redoutables de la période tertiaire.*

Pendant cette période de silence, qui peut être
de cinq, dix, vingt, trente ans, ou même plus, le
traitement n'ayant pas arrêté l'infiltration de tous
les organes par le poison syphilitique, tous les
organes peuvent être touchés.

Et malheureusement ces lésions sont, quand on

s'en aperçoit, très difficiles à guérir ou souvent incurables, parce qu'elles sont arrivées à un stade très avancé de leur évolution, en l'absence de toute douleur, ou de tout symptôme, qui ait pu éveiller l'attention du syphilitique.

De telle sorte qu'un jour le syphilitique est brusquement frappé de paralysie ou de mort subite; ou bien, à l'occasion d'une douleur persistante ou d'un malaise tenace, il va consulter un médecin qui, à sa stupéfaction, lui laisse entrevoir la grave maladie dont l'évolution le conduira presque fatalement à l'impotence ou à la mort.

Répétons à nouveau que, d'une façon générale, le syphilitique peut éviter ces terribles conséquences de sa maladie, si, dès le début et pendant toute la durée de son affection, *il s'est soigné suffisamment bien et suffisamment longtemps.*

Nous ne pouvons, dans ce petit traité d'ordre essentiellement pratique, décrire toutes les lésions de la période tertiaire que la syphilis peut engendrer. Ce serait fastidieux, et sans bénéfice pour le malade. Que celui-ci soit seulement bien convaincu que toute partie de l'individu peut, à la période tertiaire, être touchée par la vérole ; que toute maladie peut être, sinon toujours produite totalement, du moins influencée pernicieusement par la syphilis ; que celle-ci, en un mot, doit toujours être présente à la mémoire à propos de tout malaise.

Dans cet esprit, nous allons seulement indiquer avec une description sommaire, les organes les plus souvent atteints.

Ce sont : *la peau, les muscles et les os, — le système circulaire — et le système nerveux.* Non que l'appareil respiratoire et l'appareil génito-urinaire soient hors des atteintes de la syphilis. Mais leurs lésions sont moins fréquentes, moins **caractéristiques surtout,** et ne revêtent pas, à des yeux non médicaux, un cachet syphilitique bien spécial.

1° *Lésions tertiaires de la peau, des muscles et des os.*

La peau peut être atteinte d'une grande variété de plaies, d'ulcérations, intéressant n'importe quelle partie de la surface cutanée, mais ayant une prédilection pour les membres, pour les membres, inférieurs surtout. On peut facilement confondre ces plaies avec d'autres lésions banales de la peau comme l'eczéma, l'ulcère variqueux, le psoriasis.

Un caractère de la plaie syphilitique est d'avoir une *teinte rouge foncée,* qu'on appelle en raison de sa ressemblance avec la chair du jambon « *teinte jambonnée* ». Un autre caractère, d'ordre thérapeutique, est que ces plaies ou ces éruptions ne guérissent pas par les traitements ordinaires, et *guérissent au contraire rapidement à la suite d'un traitement général spécifique*, en l'absence d'un traitement local.

La plus importante des lésions tertiaires des tissus mous, fréquente dans les muscles, la peau, **dans la substance cérébrale**, porte le nom de « gomme ». La gomme est un tissu de nouvelle formation, une « excroissance de chair » en quelque sorte, qui se développe en pleine épaisseur des tissus. Après un temps variable, cette gomme s'ulcère, détruisant les tissus qui l'avoisinent, **ayant une tendance constante à s'étendre** en surface et surtout en profondeur. A cet égard, la plus caractéristique, la plus facile à observer, en même temps que l'une des plus fréquentes, est *la gomme du voile du palais*. Cette « ulcération » de la voûte du palais ronge la muqueuse d'abord, la perfore ; elle s'attaque ensuite à la paroi cartilagineuse et osseuse. Si le traitement intervient avant que des dégâts irréparables ne soient produits, la lésion guérit. Mais si le traitement n'est pas apporté assez tôt, le voile du palais est perforé à son tour dans sa partie osseuse ; une communication plus ou moins large est établie entre la cavité buccale et les fosses nasales ; des troubles graves de la déglutition et de la mastication se produisent qui peuvent aller jusqu'à l'impossibilité de s'alimenter, jusqu'à la mort par inanition. Dans le cerveau, ces gommes avant toute ulcération, seulement par leur présence, par la compression qu'elles exercent sur les centres nerveux sont l'origine de paralysies ou même de mort subite.

Les lésions osseuses sont également fréquentes, soit que le tissu osseux lui-même soit atteint, et c'est alors la carie osseuse ou *ostéite syphilitique;* soit que la membrane seule qui entoure et produit l'os, *le périoste*, soit atteinte, et c'est alors la *périostite syphilitique.* Ces lésions osseuses ou périosseuses de la syphilis peuvent entraîner un gonflement et des déformations visibles des membres. Elles peuvent aboutir à la destruction du tissu osseux, à sa « *nécrose* » par carie sêche ou par carie purulente. Dans d'autres cas, il n'y a pas disparition de tissu ; il y a au contraire nouvelle production d'os ou de tissus nouveaux périosseux ; le membre est alors *augmenté de volume.* Quand le mal siège à la partie moyenne du membre, celui-ci prend la forme d'un fuseau ; **plus souvent le membre est atteint à ses extrémités au voisinage des articulations:** c'est ainsi que dans l'ataxie locomotrice les genoux sont le siège d'une déformation analogue à celle du rhumatisme **noueux.**

Les manifestations de la syphilis tertiaire dans la peau, les muscles et les os sont extrêmement variées. Elles offrent cependant deux signes communs, qui caractérisent bien leur nature.

Ces lésions sont *torpides,* c'est-à-dire qu'elles apparaissent peu à peu, sans bruit ; elles ne provoquent pas de réaction inflammatoire vive, pas de fièvre, pas de douleur très forte ; elles n'amènent de l'impotence du membre ou de l'organe atteint qu'après une longue évolution, lentement progressive. En un mot, elles n'offrent pas les caractères aigus d'une affection inflammatoire comme le furoncle ou l'abcès banal.

De plus, ces lésions *qui n'ont aucune tendance à guérir spontanément* ou par les moyens ordinaires employés dans le traitement des plaies ou des ulcérations banales, *guérissent fort bien et souvent d'une façon surprenante sous l'influence du traitement général antisyphilitique.* A propos du traitement de la syphilis, nous aurons à revenir sur cette question, et nous donnerons des exemples.

2° *Lésions tertiaires du système circulatoire.*

On a longtemps méconnu l'effet pernicieux de la syphilis, sur le système circulatoire, parce que les lésions tertiaires de cet appareil sont moins apparentes, ont une physionomie moins caractéristique que celle de la peau ou des muscles.

C'est sur cet appareil cependant que s'exerce le plus souvent l'action nocive de la syphilis tertiaire ; c'est son méfait le plus général, puisque tous les syphilitiques sont plus ou moins touchés dans leur appareil circulatoire, sinon par des lésions localisées et déterminées, du moins en ce sens que le virus syphilitique est charrié par le sang, et que celui-ci, ainsi que les veines et les **artères,** en ressentent les atteintes même légères.

Les lésions les plus ordinaires sont les *lésions artérielles ;* elles débutent par une altération des parois des artères. On peut se représenter les artères comme constituées par un conduit *souple* et surtout *élastique ;* cette élasticité leur permet, lorsque la pression du sang devient plus forte, de se dilater sans se rompre. Sous l'influence du virus syphilitique les parois des artères perdent

leur souplesse, se dessèchent, se « calcifient ».
Comparez les artères au tube en caoutchouc d'une
douche ; si ce tube en caoutchouc se dessèche, il
devient cassant parce qu'il a perdu son élasticité;
et si l'on pousse avec force de l'eau dans ce conduit, au lieu de se dilater, il se rompt.

L'action de la syphilis sur les artères est analogue : elle les dessèche. Dans cet état, sous une
poussée sanguine un peu forte (comme dans le
cas d'un effort violent, d'une violente émotion,
d'un coup de chaleur, parfois même sous la simple pression sanguine normale) cette artère, ne
pouvant plus se dilater, se rompt. *Si c'est une
artère cérébrale, c'est la mort subite ou la paralysie ; si c'est une grosse artère du tronc, c'est la
mort en quelques instants par hémorragie interne.*

Parfois, avant de se rompre, cette artère s'est
laissée dilater sur un point, et a formé une poche
de volume variable qu'on appelle *anévrysme*.
L'anévrysme n'est certes pas toujours d'origine
syphilitique ; mais il l'est bien souvent, et il l'est
même toujours quand il existe chez des sujets
jeunes, au-dessous de quarante à quarante-cinq
ans. Il siège souvent sur la grosse *artère aorte*
(celle qui sort du cœur et distribue à tout l'orga-

nisme le sang du cœur) tout près du cœur. Par
son volume et la compression qu'il exerce sur les
organes voisins, l'anévrysme entraîne déjà des
troubles respiratoires et circulatoires marqués.
Mais un jour ou l'autre, cette poche se rompt elle-
même : on dit qu'il y a eu *rupture d'anévrisme* —
et c'est la mort subite.

Des lésions analogues peuvent atteindre le
cœur lui-même, troubler son fonctionnement, et
constituer de toutes pièces une maladie de cœur
de gravité variable, mais qui arrive toujours, en
définitive, au même résultat : le risque de la
mort subite, et, en toute hypothèse, un abrège-
ment de la durée de la vie.

3° *Lésions tertiaires du système nerveux.*

Ces affections syphilitiques tertiaires du système nerveux sont indiscutablement celles qu'on
redoute le plus, parce que en même temps qu'elles
sont d'une extrême gravité, elles sont aussi,
comme nous le verrons dans le chapitre suivant,
très fréquentes.

Le cerveau en est bien souvent le lieu de prédilection. Soit à la suite de la *rupture des petites
artères cérébrales,* selon le mécanisme que nous
venons d'indiquer, soit à la suite de *gommes,* qui

se forment dans les méninges, qui sont, on le
sait, les enveloppes du cerveau, soit à la suite de
toute autre altération syphilitique de ces méninges, soit à la suite de gommes dans la substance
cérébrale elle-même, on voit apparaître *progressivement ou brusquement*, ces terribles affections
qu'on appelle *l'attaque d'apoplexie, le ramollissement cérébral, l'hémiplégie ou paralysie de tout
un côté du corps, la paralysie générale et la folie.*

La moelle épinière et ses enveloppes (la première et les secondes continuent le cerveau et les
méninges dans le canal vertébral) sont à peu près
aussi souvent atteintes et de lésions analogues :
c'est la paraplégie (ou paralysie de la moitié
inférieure du corps), c'est surtout le *tabès ou
ataxie locomotrice* si connue parce qu'elle est si
fréquente et si visible.

Nous ne pouvons évidemment entrer dans le
détail de ces affections. Nous nous contenterons
de faire quelques remarques, quelques considé-
rations générales.

Au sujet des affections du cerveau, les attaques
d'apoplexie, le ramollissement cérébral et l'hémiplégie sont les conséquences directes de l'atteinte
circulatoire par la syphilis, dont nous avons parlé
précédemment. Les petites artères du cerveau

sont altérées dans leurs parois, amoindries dans leur résistance, et si un traitement très précoce n'intervient pas, elles se rompent tôt ou tard. Avant cette rupture, le simple trouble apporté dans la circulation cérébrale détermine des phénomènes graves, soit de l'intelligence, soit des organes, par *anémie du cerveau* (insuffisance de circulation du sang dans cet organe), ou, au contraire, *par hypérémie* (apport trop considérable ou stationnement prolongé du sang dans le cerveau).

Cette irrégularité de la circulation sanguine dans l'organe central nerveux provoque, d'une manière générale, de la *céphalée,* c'est-à-dire des douleurs de tête violentes. Mais ces douleurs offrent ce caractère d'exister surtout *la nuit ;* elles disparaissent ou se calment la journée. Ce caractère d'être *nocturnes* est spécial aux douleurs tertiaires de la syphilis. Et ce signe est très important, parce que, dès l'apparition de ces céphalées nocturnes, *un traitement bien fait peut encore empêcher* les conséquences extrêmement graves qui peuvent suivre. Si le mal continue à faire des progrès, en effet, il arrive fatalement qu'une de ces artérioles se rompt ; selon l'étendue de la rupture, la quantité de sang épanché,

selon aussi la rapidité de l'issue du sang hors de
la petite artère, *c'est la mort subite sans phrase,
ou c'est l'hémiplégie.* Celle-ci est la paralysie de
tout le côté droit ou de tout le côté gauche du
corps (la parole comprise dans ce dernier cas)
l'épanchement ayant supprimé le fonctionnement
d'une moitié du cerveau (les filets nerveux issus
**du cerveau se croisant à la hauteur de la nuque,
le côté droit du corps est paralysé** quand l'épanchement s'est fait dans la moitié gauche du
cerveau, et inversement, si l'épanchement a eu
lieu dans la moitié droite du cerveau, c'est le
côté gauche du corps qui est paralysé).

Les méninges ou enveloppes du cerveau, ainsi
que la substance cérébrale, peuvent être atteintes
d'une inflammation spéciale *torpide et progressive lentement,* guérissant par places en laissant
des cicatrices, détruisant des tissus, altérant la
constitution des autres ; cette terrible affection
est la *méningo-encéphalite diffuse ou paralysie
générale.* Contrairement à son appellation de
paralysie générale, elle permet au malade, les
premiers mois d'évolution, de marcher et de se
servir de tous ses membres ; elle débute par des
troubles intellectuels qui nécessitent rapidement
l'internement du malheureux dans un asile

d'aliénés. C'est la plus triste de toutes les affections syphilitiques tertiaires du système nerveux,
parce qu'elle est absolument fatale dans un délai
de un, deux ou trois ans ; et surtout parce qu'elle
s'accompagne toujours d'aliénation mentale, et
se termine par la mort dans le gâtisme avec
incontinence des urines et des matières fécales.

Nous avons dit que la moelle épinière était à
peu près aussi souvent atteinte que le cerveau.
Nous ne dirons quelques mots que des deux
affections les plus fréquentes, *la paraplégie et
l'ataxie locomotrice.*

La paraplégie est la paralysie de la moitié
inférieure du corps. Les membres inférieurs
droits et gauches sont paralysés ; la marche et
la station debout sont impossibles. La lésion siège
dans la portion inférieure de la moelle épinière,
et intéresse ordinairement les éléments nerveux
qui dirigent le fonctionnement de la *dernière
portion de l'intestin*, et le fonctionnement de la
vessie. Il en résulte, pour les matières fécales,
aussi bien que pour l'urine, *de la rétention ou de
l'incontinence* alternativement. La vessie, en particulier, par le séjour prolongé, à son intérieur, de
l'urine, par l'infection apportée par les sondages
répétés, devient le siège d'une inflammation

grave, *d'une cystite*, et le malade est enlevé par la *fièvre urineuse*. Souvent aussi la paraplégie met de longs mois et de longues années à tuer sa victime par déchéance progressive.

L'ataxie locomotrice, ou tabès, est, avec la paralysie générale, l'affection syphilitique tertiaire dont la nature est le mieux établie ; toutes deux sont en effet à peu près toujours d'origine syphilitique 95 p. 100 des cas). Car si, devant un hémiplégique ou un paraplégique, on peut se demander si la syphilis est la responsable ou si une affection cardiaque ou autre n'a pas sa part de responsabilité, devant l'ataxique, comme devant le paralytique général, on peut sans autre examen incriminer la syphilis.

Paralysie générale et ataxie locomotrice sont les deux conséquences terribles, redoutées entre toutes de la syphilis tertiaire. Il y a toutefois, entre ces deux maladies, une différence de gravité considérable. La paralysie générale tue, en effet, fatalement le malade en un, deux ou trois ans, avec perte irrémédiablement progressive de ses facultés intellectuelles et de ses forces physiques, sans espoir de retour, sans même espérance d'un arrêt prolongé de la maladie. Il est rare, au contraire, que l'ataxie locomotrice soit fatale à brève échéance. C'est une affection à longue évolution, qui peut durer vingt et trente ans, et qui laisse au malade l'usage de ses facultés intellectuelles. L'ataxie locomotrice est *la perte de la faculté de marcher, par perte du sens de la coordination des mouvements*. Il n'y a pas impossibilité de faire des mouvements ; le malade a conservé sa force, mais il *ne mesure plus la force ni la direction* de ses efforts, *il ne sait plus quels muscles* exactement il mettra en jeu. C'est pourquoi quand il marche, il jette ses jambes à droite et à gauche, les lance violemment en avant, jusqu'au jour où il ne pourra plus marcher. Les membres supérieurs, à un degré moindre, n'échappent pas *à cette incoordination*.

Si on ne peut parler de guérison de cette maladie, du moins obtient-on de longues rémissions dans la marche de l'affection, des arrêts de plusieurs années, dix ans, vingt ans même. Les symptômes peuvent même être améliorés ; sous l'action de certains traitements à efficacité limitée mais réelle, par la rééducation des mouvements en particulier, on voit des malades qui ne marchaient plus du tout depuis longtemps marcher à nouveau, tout en conservant, il est vrai, la démarche hésitante, peu assurée de l'ataxique.

Nous passons sous silence toutes les **autres**
affections tertiaires du système nerveux central ;
**toutes dans un temps plus ou moins long, avec
des souffrances plus ou moins vives, conduisent**
à l'impotence d'abord, et, si elles ne sont pas en-
rayées, à la mort.

De ce coup d'œil jeté sur les conséquences tertiaires de la syphilis, retenons que les affections
cutanées, musculaires et osseuses sont les moins
graves et celles sur lesquelles le traitement agit le
mieux ; les lésions circulatoires sont bien plus
graves et sont moins heureusement influencées
par le traitement ; quant aux affections tertiaires
du système nerveux central (cerveau et moelle
épinière), **elles sont à peu près fatales et incura-**
bles, parce que lorsqu'elles sont diagnostiquées le
mal est trop grand pour pouvoir être réparé.

La conclusion pratique qu'il faut en tirer, et
qu'on ne saurait trop répéter aux syphilitiques,
est la suivante : quand vous êtes malades, quel
que soit le malaise dont vous souffrez, même s'il
vous paraît n'avoir aucun rapport avec la syphilis, dites toujours à votre médecin que vous avez
eu la vérole. Cela peut le mettre sur la piste d'une
affection tertiaire encore latente, et vous faire

soumettre à un traitement antisyphilitique préventif. Cette manière d'agir peut vous éviter des semaines et des mois de souffrances, et peut surtout vous préserver de complications redoutables.

En définitive, l'exposé des symptômes et des conséquences de la syphilis nous amène à cette *conclusion que la syphilis n'est grave, pour le malade du moins, que par la possibilité, la menace constante de ces accidents de la période tertiaire.*

C'est cette inconnue de la période tertiaire qui hante l'esprit des syphilitiques. C'est la vision quotidienne de cette épée de Damoclès qui jette la perturbation dans leur vie. Le syphilitique se demande souvent, et demande aussi à son médecin : combien ai-je de chances d'échapper à ces redoutables éventualités ?

Il faut que le syphilitique soit renseigné exactement sur ses chances de longévité ; et, s'il est sérieux, s'il s'est soigné et veut se soigner, ce lui sera **un grand réconfort de connaître la vérité.**

En raison de son importance, j'ai consacré à cette question de la fréquence des accidents tertiaires, un chapitre spécial, celui qui suit.

CHAPITRE II

Quelle est la fréquence
des accidents tertiaires ?

C'est la réponse à cette question que cherche d'abord tout syphilitique. D'une façon générale, c'est-à-dire en ne tenant pas compte de l'organe atteint, ni du degré de gravité de la lésion, ni du traitement antérieur qui a été suivi, sur cent syphilitiques combien présenteront au cours de l'évolution de leur vérole des manifestations tertiaires ?

La réponse la plus satisfaisante à cette question sera l'exposé des diverses statistiques, englobant l'ensemble des syphilis que divers observateurs spécialistes ont pu suivre pendant une longue carrière. Malgré que cet exposé comprenne toutes les syphilis, globalement, qu'elles aient été soignées bien, soignées insuffisamment ou non soignées, nous ne manquerons pas de faire remarquer quelle est l'influence préventive indéniable qu'a sur l'évolution de la période tertiaire le traitement général antisyphilitique suivi pendant les périodes primaire et secondaire, et pendant cette période tertiaire elle-même ; et la rareté des accidents graves chez les syphilitiques qui ont réellement suivi un traitement complet.

Je ferai état de quatre statistiques importantes et par le nombre des cas sur lesquels elles reposent, et par la compétence de ceux qui les ont établies :

1° Le professeur Diday donne une statistique (dans les détails de laquelle je n'entrerai pas) qui l'amène à cette conclusion que *un malade sur six* paye son tribut aux accidents tertiaires, ce qui donne le chiffre élevé de 17 o/o.

2° Le professeur Neumann fixe cette proportion à 7 ou 8 o/o, c'est-à-dire *un malade sur douze ou treize.*

3° Le professeur Mauriac trouve, et son opinion est étayée sur les statistiques qu'il a établies

et contrôlées personnellement, que la proportion
**de 17 o/o donnée par Diday est beaucoup trop
élevée.** L'ensemble de ses observations le conduit
à cette conclusion que *un malade sur neuf ou dix*
présentera par la suite un accident tertiaire, soit
une proportion de 9 à 10 o/o.

4° **Notre maître, le professeur** Fournier, a
donné une statistique extrêmement imposante et
instructive. Elle indique non plus seulement le
pourcentage, en général, des accidents tertiaires
de la syphilis, mais le pourcentage des organes le
plus fréquemment atteints. Nous avons ainsi la
réponse non plus à cette question : *sur cent
syphilitiques, combien auront des accidents tertiaires ?* mais nous avons la réponse à cette question : *sur cent accidents tertiaires combien intéressent la moelle épinière, le cerveau, le cœur, la
peau ?*

Cette statistique intéresse 5.762 accidents tertiaires de tout ordre. Par ordre de fréquence, il
les a répartis ainsi :

Accidents qui intéresse la peau ou les
    muscles   1418
Le cerveau   758
La moelle épinière   764
Les os   748

Les yeux 220
Le cœur et les artères   45
les autres organes sont bien moins souvent atteints ; nous ferons remarquer le chiffre peu
élevé des atteints du cœur et des artères, qui ne
correspond pas à la réalité, nous verrons pourquoi.

Si nous comparons et combinons ces diverses
statistiques, nous arrivons à cette conclusion que
sur cent syphilitiques, *dix environ auront des
accidents à la période tertiaire*. Sur ces dix : *quatre environ présenteront des lésions diverses de
la peau ou des muscles* (éruptions, plaies, ulcères,
gommes). Ce sont là de beaucoup les affections
tertiaires les moins graves, puisqu'elles n'intéressent pas les organes importants, et que le traitement peut encore les guérir, et les guérit même
très bien si le malade n'attend pas d'avoir des
pertes de substance trop étendues :

*Quatre également auront des accidents du cer-
veau ou de la moelle épinière :* ce sont là les
lésions tertiaires les plus graves, les plus irrémédiables puisqu'elles aboutissent à peu près fatalement, dans un délai plus ou moins long, à la
mort ou au moins à l'impotence définitive. Sur
ces lésions nerveuses, nous l'avons déjà dit, le

traitement n'a que très peu d'action utile, quelquefois même il les aggrave si le malade est en état de déchéance ;

Deux enfin auront des accidents des yeux ou de l'appareil circulatoire ou d'un autre organe. L'accident habituel des yeux est la cécité irrémédiable et définitive.

En regard de ces statistiques de la plus haute valeur, je vais donner maintenant ma statistique personnelle. Elle englobe un chiffre de 4.000 malades environ, soit malades de l'hôpital, soit malades de ma clientèle en ville. J'ai additionné ces deux statistiques que j'avais d'abord établies séparément : dans les deux cas, en effet, les résultats sont très sensiblement les mêmes. Ce nombre de 4.000 indique les syphilitiques (hommes ou femmes) que j'ai pu suivre, ou dont j'ai pu avoir des nouvelles précises par des membres de la famille, par les maires des communes, ou par eux-mêmes, pendant un minimum de vingt ans. Non pas qu'après vingt ans, la syphilis ne fasse plus de victimes ; mais les lésions tertiaires graves sont assez rares après vingt ans pour ne pas modifier les résultats d'une statistique. Le syphilitique, dont la maladie remonte à plus de vingt ans, n'a plus grand'chose à craindre.

*Sur ces 4.000 cas, j'ai vu 526 syphilitiques pré-
senter des accidents tertiaires indubitables,* accidents que la syphilis a engendrés, *dont elle est
seule responsable.* Nous avons ainsi une proportion de *12 p. 100.* Ces accidents se répartissent de
la façon suivante :

Accidents de la peau et des muscles   182
Accidents du cerveau et de la moelle
    épinière   194
Accidents du cœur et des artères (ané-
    vrysme)   93
Accidents des yeux (cécité d'un ou des deux
    yeux)   22
Divers   35

Ma statistique qui ne s'éloigne pas très sensiblement de celle du professeur Fournier, donne
cependant un nombre plus élevé des accidents
cérébraux et des accidents de la moelle. J'attribue
ce fait à deux causes : d'abord à ce que la vie
actuelle est plus fiévreuse, plus surmenée qu'il y
a quarante ans, et, par là même, oriente davantage la syphilis du côté des centres nerveux. Je
l'attribue ensuite à ce que actuellement certaines
affections nerveuses qu'on n'attribuait pas exclusivement à la syphilis sont indiscutablement,
comme nous permettent de l'affirmer les recher-

ches de laboratoire, l'œuvre totale de cette maladie.

Quoi qu'il en soit, l'écart n'est pas considérable, et nous sommes en droit d'établir le tableau suivant qui ne s'éloigne pas beaucoup de la réalité : *sur cent syphilitiques, on trouvera que vingt ans après le début de leur maladie, cinq ou six auront présenté des lésions tertiaires de la peau,* ou des muscles, auront guéri ou non, mais vivront encore, ces lésions n'étant pas mortelles ;

Cinq ou six seront morts de maladies de la moelle ou du cerveau : je dis seront morts, car ces maladies apparaissent généralement entre la sixième et la douzième année, rarement plus tard. La plupart seront morts à la vingtième année. *Deux ou trois auront été atteints* ou seront morts d'accidents circulatoires, ou seront atteints de cécité ou auront été touchés plus ou moins gravement dans un autre organe.

De toutes ces statistiques, on a éliminé évidemment tous les cas de syphilitiques morts d'affections banales (fluxion de poitrine, fièvre typhoïde, accidents, etc.).

La conclusion apparente de cet exposé de la fréquence des accidents tertiaires, d'après des statistiques dignes de toute créance, est donc que sur cent syphilitiques quinze pour cent au plus sont atteints par les accidents tertiaires, tandis que 85 o/o restent indemnes.

J'ai dit : conclusion apparente, parce que les chiffres ci-dessus représentent seulement les cas où la syphilis *a créé de toutes pièces* une affection **nouvelle, où la syphilis** est la cause directe de la lésion, et sans laquelle cette lésion n'existerait pas.

Mais, en réaité, les méfaits de la syphilis sont bien plus considérables que ne l'indiquent les chiffres que nous avons donnés. *Dans beaucoup de cas, en effet, si la syphilis n'a pas créé une maladie nouvelle,* qui porte son empreinte toute spéciale, dont elle peut revendiquer l'unique **paternité,** *elle a aggravé d'autres maladies* qui existaient déjà au moment où le malade a contracté sa syphilis, ou qui se sont développées depuis. *Elle a touché, elle a adultéré des organes* **importants** comme les reins, comme le cœur et les vaisseaux, comme le foie. Sans les toucher à mort, sans déterminer dans ces organes des maladies qu'on puisse étiqueter et ajouter aux statistiques à l'actif de la vérole, elle a troublé leur fonctionnement plus ou moins gravement, si bien qu'à l'occasion d'une maladie très aiguë comme une pneumonie, une fièvre typhoïde, un érysipèle, ces organes très amoindris dans leur résistance, n'ont pu supporter la fièvre, et la mort est survenue dans des cas où la guérison aurait pu être obtenue avec des organes en bon état.

La syphilis a, en un mot, créé dans nombre de cas, qui n'entrent pas et ne peuvent entrer sous aucune forme dans les statistiques, un état des organes que nous nommons *artério-sclérose,* autrement dit *vieillissement prématuré.* De cette façon, la syphilis n'a pas directement, à elle seule, tué le malade, mais elle a été complice, et complice active, en paralysant une partie de ses moyens de défense.

Même dans les cas où ne survient pas d'affection aiguë qui emporte le malade, simplement par cet état de vieillesse et de déchéance qu'elle donne à tous les organes, elle peut abréger la vie d'un certain nombre d'années. C'est en partant de ce principe que beaucoup de grandes C'^{ies} d'Assurances sur la Vie acceptent comme assurés les syphilitiques mais en majorant l'âge du syphilitique de quatre, cinq ou six ans : ainsi, le syphilitique qui a trente-cinq ans est considéré comme ayant quarante ans et paye la prime d'un assuré de quarante ans, etc...

Et, à ce propos, j'insiste dès maintenant sur l'importance du traitement. Les accidents réellement graves de la syphilis étant ceux du cerveau et de la moelle épinière que nous avons vus entrer dans la proportion de 5 à 6 p. 100 environ, le syphilitique pourrait être tenté de se dire : est-il bien utile que je suive un traitement aussi long et aussi pénible parfois ? Je n'ai guère que cinq à six chances sur cent pour être atteint gravement ; courons-en le risque. » Ce serait là encore une erreur très préjudiciable au malade, car le traitement bien fait, suffisamment longtemps, aura sûrement pour effet de diminuer considérablement cette action pernicieuse du virus syphilitique qui infiltre et altère tous les organes — virus qui modifie la composition et trouble le fonctionnement des tissus et des organes, comme le fait l'alcool.

De cette mise au point de la fréquence des accidents tertiaires, nous conclurons :

1° Si la syphilis n'amène pas très souvent et par elle seule, la mort, elle est grave, toujours grave, par l'atteinte qu'elle porte à tous les organes.

2° Le traitement complet et méthodique im-

porte autant pour prévenir cette usure plus rapide
des organes que pour prévenir les accidents ter-
tialres graves dus totalement à la syphilis.

3° Ce traitement rationnel prévient les complications que peut apporter la syphilis dans
l'évolution des maladies banales. L'expérience a
prouvé à tous les médecins que les syphilitiques
paient un tribut de mortalité plus lourd que le
commun des mortels aux maladies telles que la
pleurésie, la tuberculose et toutes les maladies
graves.

CHAPITRE III

Circonstances aggravantes de la Syphilis.
Hygiène du Syphilitique.

Magré toute l'importance du traitement, qui prime tout, importance sur laquelle nous reviendrons à toute occasion, il ne faudrait pas croire que la syphilis évolue d'une façon invariable chez tous les individus quelles que soient les conditions de santé, d'âge, de travail, d'hygiène, dans lesquelles ils se trouvent. *Il y a des circonstances défavorables et aggravantes indiscutables.*

Ce sont ces mauvaises conditions, qui rendent plus sombre l'avenir du syphilitique, que nous allons exposer dans ce chapitre. Nous verrons successivement l'importance de l'âge qu'a le malade au moment où il contracte sa maladie, celle du pays où vit le syphilitique : ces deux circonstances ne sont pas sous la dépendance de la volonté du malade, sauf la seconde exceptionnellement. Nous verrons ensuite l'influence beaucoup plus déplorable des excès alcooliques, de l'usage du tabac, des excès sexuels et de tous les excès en général : ces circonstances qui aggravent singulièrement le pronostic de la syphilis peuvent parfaitement être évitées par le malade.

1. Circonstances aggravantes indépendantes de la volonté du malade.

1° L'AGE. — Il est de constatation courante que la syphilis est beaucoup plus grave, quand elle est contractée chez les tout jeunes enfants où chez les vieillards, plus grave qu'elle ne l'est chez l'adulte.

Chez l'enfant, jusqu'à deux ans, sa gravité est considérable. Il en a été ainsi dans l'épidémie de Crémone où sur 46 enfants inoculés, pour la vaccination, avec le vaccin d'une petite fille de trois mois syphilitique, quarante furent atteints

de syphilis, et dix-neuf succombèrent. J'ai toujours vu mourir dans la proportion de 30 à
35 p. 100 les enfants de moins de deux ans atteints de syphilis. A mesure que l'âge se rappro-
che de sept à huit ans, la gravité de la syphilis
diminue rapidement, et vers huit à dix ans l'évolution de cette maladie prend l'allure de la forme
de l'adulte.

Au-delà de cinquante à cinquante-cinq ans, la
syphilis revêt, comme chez l'enfant, une allure
très notablement plus grave. A partir de soixante
ans surtout, elle a une gravité, une malignité
particulière.

Chez l'enfant très jeune, les organes ne sont
pas encore assez développés, n'ont pas assez de
vitalité pour résister avec succès à l'infection.
Chez le vieillard, les tissus ont perdu de leur
vitalité, se défendent moins bien, ne se réparent
pas comme les tissus jeunes, et ne peuvent par
conséquent lutter non plus avec chances égales à
celles de l'adulte contre la même infection. Aussi
voit-on fréquemment des vieillards, surtout s'ils
n'ont pas eu une bonne santé habituelle, succom-
ber dans l'espace de deux ou trois ans, quelquefois dans l'espace de quelques mois, soit à des
accidents syphilitiques divers, soit à une dé-

chéance progressive et rapide qui aboutit au marasme.

J'ai dit : *surtout s'ils n'ont pas une bonne santé habituelle*. Car la bonne santé chez tous les syphilitiques de tout âge, est une des conditions nécessaires à l'évolution favorable de la syphilis.

Quand il s'agit de syphilis, comme on l'a dit et répété, *il fait bon être jeune et bien portant*.

2° LE CLIMAT. — Tous les médecins de la marine et des colonies sont à peu près unanimes pour déclarer que la *syphilis est plus grave dans les pays chauds*. Selon toute vraisemblance, cela tient à l'anémie qu'entraînent les hautes températures. Cette gravité plus marquée s'accuse surtout chez les Européens émigrés plus que chez les Indigènes ou même chez les Européens nés dans le pays et accoutumés, dès leur naissance, au climat.

On constate de même que la syphilis présente un *caractère plus grave dans les pays très froids*, quoique à un degré moindre que dans les pays chauds ; l'explication en est peut-être que la sueur fait défaut et que l'élimination des produits toxiques de la syphilis par la peau, ne se fait pas, peut-être aussi parce que, en général, dans ces pays très froids l'hygiène générale est plus sommaire.

En somme, notre pays et tous les pays tempérés sont les plus favorables à l'évolution de la syphilis. Pratiquement, à part quelques cas tout à fait exceptionnels, un syphilitique des pays chauds ne pourra guère, à cause de sa maladie, venir habiter des pays à climat tempéré. Mais il faut fermement déconseiller à un syphilitique de notre pays d'aller habiter les pays voisins de l'Equateur ou du Pôle.

II. *Circonstances aggravantes que le Syphilitique peut éviter.*

Nous allons voir maintenant les prescriptions d'hygiène alimentaire et d'hygiène générale qui peuvent réellement avoir une influence considérable sur le développement ultérieur de la vérole. Et d'abord je place en première ligne trois agents qui peuvent avoir des effets désastreux : *l'alcool et l'absinthe, le tabac et tous les excès.*

1° ALCOOL ET ABSINTHE. — A toutes les périodes de la syphilis, l'alcool et plus encore l'absinthe montrent leur nocivité.

A la période du chancre, il est fréquent de voir

celui-ci, chez les alcooliques, devenir *ulcéreux, rongeur, creusant*. Au lieu de se cicatriser dans le délai normal de 25 à 30 jours, on le voit durer des semaines et des mois, avec des pertes de substance plus ou moins étendues.

A la période des accidents secondaires, les accidents de la peau et les accidents de la bouche, réduits à leur minimum chez un malade propre et sobre, sont nombreux et tenaces chez l'alcoolique, qu'on voit souvent *couvert de plaques, de papules, d'ulcères* qui résistent même au traitement bien appliqué, et se prolongent désespérément.

Enfin, à la période tertiaire, les effets de l'alcool sont épouvantables. On voit des ulcères étendus envahir tout un membre, et laisser après eux, quand on peut les guérir, des cicatrices indélébiles, accusatrices. Et surtout (on sait que l'alcool est un poison du système nerveux) à cette période tertiaire, l'alcool aiguille la syphilis du côté des centres nerveux (cerveau et moelle épinière), et ces malheureux sont des victimes désignées aux attaques d'apoplexie, à la paralysie générale, à l'ataxie locomotrice, à la folie, à la cécité, etc... Et si, comme nous l'avons vu, on peut compter dans l'ensemble des syphilis

6. p. 100 des malades qui finissent par ces terribles maladies, chez les alcooliques cette proportion s'élève à 30 ou 40 p. 100.

Pour ma part, j'ai rarement vu des syphilitiques, en même temps alcooliques invétérés,
dépasser 40 ou 45 ans. Et chez tous, tous les
accidents syphilitiques peu graves, facilement
curables chez un malade sobre, deviennent graves et tenaces chez l'alcoolique; l'alcool semble
paralyser l'action préventive et curatrice du
mercure et du 606.

Je ne fais pas de description spéciale des effets
nuisibles de l'absinthe chez le syphilitique. Ce
sont les mêmes effets que l'alcool multipliés par
deux, avec cette particularité que la folie est l'a-
boutissant presque fatal, si le malade n'a pas été
enlevé rapidement par une maladie aiguë. C'est
dire, et je l'affirme pour l'avoir invariablement
constaté, que le syphilitique absinthique finira
mal sûrement et à brève échéance. L'absinthe
doit être proscrite totalement.

Au point de vue pratique de la consommation
de l'alcool ou de boissons alcoolisées, il faut que
le syphilitique soit persuadé que :

1° L'absinthe, même en petite quantité, doit

être rigoureusement et pour la vie, interdite à tout syphilitique;

2° Que l'alcool (eau-de-vie, cognac, liqueurs) ne doit lui être permis que rarement et en petite quantité;

3° Quant au vin ordinaire, il peut en prendre en ne dépassant pas la dose moyenne de un demi-litre à trois quarts de litre par jour. Les vins vieux et le champagne ne seront pris, comme l'alcool, qu'à titre exceptionnel.

2° TABAC. — Si l'usage du tabac est moins fréquemment nocif, a une action moins marquée sur le système nerveux que l'usage de l'absinthe et de l'alcool, il n'en reste pas moins très dangereux à certains égards. Nous ne parlerons que du fumeur, car le chiqueur est rare (mais le danger est le même pour lui), et le priseur est moins exposé aux effets locaux du tabac absorbé par la bouche.

Cette action nocive du tabac se fait sentir tout d'abord à la période secondaire. Il est de règle, nous l'avons dit déjà, que quelques mois après la guérison du chancre (douze mois environ), chez le syphilitique qui se soigne et qui a une bonne hygiène, les plaques muqueuses de la bouche et de la gorge ont à peu près définitivement disparu, et ne reparaissent plus chez ceux qui ne fument pas. A propos de la description des accidents secondaires de la syphilis, nous avons déjà dit avec quelle ténacité ces plaques reparaissent et se perpétuent pendant des années. J'ajouterai seulement, pour bien marquer le rôle du tabac, que toutes les fois qu'un syphilitique est venu me trouver pour ses plaques muqueuses, alors que sa syphilis remontait à plus de deux ans, j'ai toujours pu établir que ce malade était fumeur.

Je répète, comme je l'ai dit déjà, que ces plaques *même huit, dix ans après le chancre, restent contagieuses.* J'ai vu l'exemple navrant que voici: un syphilitique dont la maladie remontait à neuf ans, qui s'était marié et avait une fillette, et qui avait cessé de fumer, se remet à fumer et reprend des plaques muqueuses sur la langue et sur la face interne des joues. Il infecte ainsi sa femme et sa fillette de trois ans ! Et, terrible conséquence ! sa femme avertie du mal que son mari avait transmis à elle et à sa fillette, l'attribua à l'inconduite récente de son mari ; malgré les **dénégations de celui-ci, vraies pourtant, elle demanda le divorce et l'obtint !**

Mais, en dehors de ce danger perpétuel de contagion, la persistance des plaques muqueuses sur la langue ou dans la bouche serait peu de chose puisque, en définitive, si elles occasionnent une certaine gêne dans la mastication, elles laissent intacte la santé générale. Malheureusement, dans certains cas, elles ne sont que le prélude de malheurs autrement plus graves qui peuvent atteindre le fumeur incorrigible.

Après une période de plusieurs années, on voit la langue devenir rouge à son extrémité, se *fendiller*, tandis que les lèvres, les bords de la langue, la face interne des joues se couvrent de *plaques blanchâtres* ; à ce moment, la mastication est devenue plus difficile. C'est la période *de la leucoplasie.*

Ces lésions ne sont pas encore incurables ; la cessation immédiate du tabac, dès l'apparition de la leucoplasie, combinée à un traitement énergique peut encore, dans la plupart des cas, enrayer le mal. Mais dans les cas trop avancés, si le fumeur continue à fumer même en petite quantité, les lésions deviennent incurables. Sous l'influence du tabac, la syphilis a ouvert la porte à un autre mal, irrésistible, fatal, *le cancer de la bouche.* Le syphilitique cesse alors de fumer, parce qu'il ne le peut plus, mais il est trop tard. Il est entraîné vers la mort la plus épouvantable qu'on connaisse ; le cancer de la bouche fait mourir le syphilitique par l'impossibilité de manger, il meurt de faim et au milieu de souffrances terrifiantes.

Et il faut que le syphilitique le sache bien : cette affreuse chose qu'est le cancer de la bouche, appelé aussi *cancer des fumeurs, ne se voit que chez le syphilitique qui fume.* Toutes les statistiques établissent que sur 100 cancers de la bouche 90 à 95 existent chez des fumeurs syphilitiques ; le tabac à lui seul ne donne pas le cancer des fumeurs, la syphilis à elle seule non plus. Autrement dit, *pour avoir un cancer de la bouche, il faut être en même temps syphilitique et fumeur.*

J'ai suffisamment insisté : ce livre n'eût-il comme résultat que de préserver quelques syphilitiques du cancer des fumeurs, il aurait eu sa raison d'être.

3° EXCÈS EN GÉNÉRAL. — Alcool, absinthe, tabac, tels sont donc les grands ennemis du syphilitique. Mais tous les excès, quoique à un degré moindre, ont un résultat pernicieux.

Les excès sexuels viennent en premier lieu
après l'alcool et le tabac. Par l'ébranlement, par
l'épuisement nerveux, qu'entraînent ces excès,
la syphilis est attirée du côté de la moelle épinière. Tous les médecins qui ont une expérience
prolongée de la syphilis, ont constaté le fait suivant : un homme syphilitique se marie, et a été
plutôt réservé, depuis sa maladie, au point de vue
rapports sexuels. Mais tout entier à son nouvel
amour, il accomplit exploits sur exploits..., et dans
un délai rapproché il présente les premiers symptômes d'une ataxie locomotrice. De même interro-
gez bon nombre de malades atteints d'ataxie ; bon
nombre vous avoueront qu'ils ont usé avec peu
de modération des plaisirs sexuels. Je ne veux
pas dire que les rapports sexuels sont interdits
aux syphilitiques ; mais ceux-ci doivent limiter
leurs appétits, et surtout ne pas réveiller artifi-
ciellement des désirs par des lectures ou par la
recherche d'occasions. Il doit user de son organe
génital en bon père de famille, non en amoureux
insatiable et toujours insatisfait. On m'a souvent
demandé ce qui était permis ; en pareille matière,
la précision est difficile ; cela dépend un peu de
l'âge et d'autres conditions. Je n'hésite cependant
pas à déclarer qu'entre 25 et 40 ans trois rappro-

chements complets par semaine ne doivent guère être dépassés.

Moins dangereux sont *les excès de travail;* mais il est de constatation courante que les hémorragies cérébrales, les paralysies générales et toutes les affections tertiaires graves du cerveau, sont plus fréquentes chez les gens qui travaillent puissamment de leur cerveau (professeurs, médecins, avocats, artistes). ~~

En somme, tous les excès qui entraînent une dépense excessive d'influx nerveux, aboutissent au même résultat : passion du jeu, théâtre à outrance, nuits passés au bal, soucis exagérés...

Le syphilitique doit conserver en tout un juste milieu. *Suppression de l'alcool, du tabac et de tous les excès,* telle est la partie la plus importante de l'hygiène du syphilitique.

4° PROPRETÉ CORPORELLE. — Toutefois j'ajouterai que le syphilitique doit veiller à la propreté de son corps. Je lui recommande tout particulièrement qu'il prenne des bains chauds, un bain par semaine, savonneux ou sulfureux. Et cela pour deux raisons : d'abord parce que la malpropreté est une porte ouverte à toutes les manifestations tertiaires de la peau que nous avons déjà énumérées (plaies, ulcères, gommes) ; et ensuite parce que l'élimination de tous les produits toxiques, le virus syphilitique compris, ne se fait bien par la peau que si les pores ne sont pas obstrués.

A ces conditions d'hygiène et de propreté, le syphilitique ne manifestera sa maladie par aucun signe extérieur, et il justifiera cette parole du professeur Fournier : « Il ne faudrait pas se représenter le syphilitique comme une outre virulente qu'il suffirait de piquer en un point pour en faire sortir un virus qui va corroder et ulcérer ce point. » Cette outre virulente n'est réalisée que par le syphilitique buveur, fumeur et sale.

CHAPITRE IV

Traitement de la Syphilis.

Nous venons de voir à quelles conditions de régime et d'hygiène le syphilitique doit se soumettre, s'il veut avoir le maximum de chances pour éviter les complications tertiaires de sa maladie. C'est là déjà un point important du traitement.

Dans ce chapitre, nous allons nous occuper du traitement *médicamenteux de la syphilis*.

Nous ne parlerons du traitement médicamenteux du chancre, des plaques muqueuses, des accidents secondaires divers, des lésions tertiaires

cutanées ou autres, que pour dire que leur traitement se confond avec le traitement général de la
syphilis.

Le chancre, localement soigné à l'iodoforme ou
toute autre poudre, avec quelques soins de propreté, guérit toujours.

Les plaques muqueuses guérissent aussi spontanément en supprimant toute cause d'irritation
des lèvres ou de la bouche. Tout au plus, si l'une
d'elles est rebelle, ou pour en accélérer la guérison, la cautérisera-t-on au crayon au nitrate
d'argent.

Quant aux lésions tertiares curables, c'est le
traitement général seul qui les guérira.

La question du traitement local de telle ou
telle manifestation syphilitique est donc secondaire ; nous ne nous y arrêterons pas.

Le seul traitement qui importe, mais qui est
d'une nécessité que nous tâcherons d'établir d'une
façon indiscutable, est le *traitement de fond de
la syphilis,* c'est-à-dire le traitement préventif
des accidents éloignés ou accidents tertiaires.
C'est la destruction, la diminution graduelle de
la maladie, que vise le traitement général.

Avant tout, je pose comme principe qu'il ne

faut pas d'une syphilis bénigne en apparence, au début, en raison de la discrétion de ses accidents secondaires, conclure à sa bénignité dans l'avenir ; rien de plus faux et de plus funeste.

J'ai vu des centaines de fois des accidents très graves, souvent même mortels, faire suite à une vérole au début très légère, tellement légère qu'on y avait peu fait attention, ou même qu'elle était passée totalement inaperçue. Et, il faut bien le dire, dans de nombreux cas, la cause de la gravité ou même de l'existence de ces accidents tertiaires fut précisément la bénignité des accidents primaire et secondaire qui n'obligèrent pas le malade à se soigner suffisamment bien et suffisamment longtemps. Il est établi d'une façon indiscutable, l'accord est absolument unanime là-dessus chez tous les médecins et dans tous les pays, *que la syphilis la plus bénigne par ses symptômes du début, doit être soignée aussi vigoureusement que la syphilis paraissant la plus grave.*

En second lieu, je pose également ce principe : Nulle maladie n'est aussi heureusement influencée par le traitement médicamenteux. Je dis plus : la syphilis est même la seule maladie où, dans des cas extrêmement nombreux, le médecin a la certitude d'améliorer et même de guérir son malade.

A l'appui de ces deux affirmations je veux citer quelques exemples :

Je fus appelé, il y a quelques années, auprès d'un riche négociant d'une cinquantaine d'années, atteint d'une plaie large comme la paume de la main, datant de dix-huit mois, et siégeant à la partie antérieure de la jambe droite, considérée et traitée jusque-là (le malade n'avait pas découvert sa maladie, qu'il ignorait du reste) comme un ulcère variqueux. Un examen approfondi me fit diagnostiquer une plaie gommeuse syphilitique. Dirigeant mon interrogatoire dans ce sens, le malade me déclara se rappeler avoir eu, quatorze ans auparavant, une petite plaie sur la verge qui avait guéri en une vingtaine de jours avec une poudre blanche que lui avait donnée un pharmacien. Il n'avait pas vu de médecin, n'avait même pas soupçonné que ce pût être la syphilis, et, conséquemment, n'avait fait aucun traitement. Il ne se rappelait pas d'autre part avoir eu d'autre accident que cette plaie. Grande fut sa stupéfaction quand je lui déclarai que cette plaie, qu'il avait eue il y a quatorze ans, était un chan-

cre syphilitique, et que la plaie actuelle de la
jambe n'était que la conséquence de l' « écorchure » qu'il avait eue. Devant mon affirmation
catégorique, devant aussi l'insuccès des divers
traitements locaux essayés, il se soumit au traitement général par le mercure. — Résultat : en un
mois (12 piqûres de benzoate et 30 pilules de
protoïodure de mercure) sans toucher à la plaie
autrement que la protéger par un pansement
propre, son large ulcère était complètement et
définitivement guéri.

Autre exemple, plus frappant encore: En 1906,
je fus appelé auprès d'une femme de 38 ans qui
depuis six mois prenait des crises d'épilepsie
spéciale (épilepsie Jacksonienne); elle n'en avait
jamais eu avant. Pendant ces six mois, elle prit
des doses énormes de bromure, se soumit à un
régime alimentaire très sévère, prit douches et
bains en quantité, tout cela sans aucun résultat ;
bien mieux, les crises au lieu de diminuer de fréquence augmentaient progressivement en nombre
et en intensité, au point que son état devint rapidement critique. Ce n'était pas de l'épilepsie ordinaire, aucun accident non plus n'en expliquait
l'origine. Cette femme m'ayant raconté qu'elle
avait eu deux fausses couches et un enfant mort-

né à six mois, je fus mis aussitôt sur la piste de la syphilis. Un examen du sang et du liquide de la moelle m'en donnèrent la certitude. Cette femme, ni son entourage, n'avait jamais pensé à la syphilis. Je mis, sans délai, en œuvre un traitement antisyphilitique énergique. Ecoutez bien ce qui suit : quinze jours après le début du traitement, au lieu de trois à quatre crises par jour qu'elle avait avant le traitement, elle n'en avait plus qu'une seule, le soir ; à partir du vingt-cinquième jour, elle n'en avait plus qu'une tous les trois ou quatre jours ; le mois suivant, on en vit encore une tous les huit ou dix jours ; mais à partir du troisième mois, elles disparurent totalement. Chose curieuse, trois ans après les crises reparurent, et un nouveau traitement les fit disparaître à nouveau, comme pour confirmer la vérité du diagnostic. Cette femme était atteinte d'une gomme syphilitique du cerveau qui, par compression, provoquait des crises d'épilepsie ; le traitement avait fait « fondre » cette gomme. Trois ans après, cette gomme avait repoussé, et le traitement l'avait fait fondre à nouveau.

Ces deux exemples ont été pris, un peu au hasard, au milieu de mes cartons d'observations. Je pourrais citer un nombre considérable de cas analogues. Au risque de me répéter, je dis à nouveau que le syphilitique doit être bien convaincu de deux choses :

1° De l'efficacité indiscutable, quelquefois presque miraculeuse, du traitement. Il ne faut pas que le malade se dise : A quoi bon me soigner? Je ne peux pas guérir. Moi, de par mon expérience quotidienne, expérience qui porte sur trente ans, j'ai le droit de dire et je dis : Si, soignez-vous; vous guérirez, et vous éviterez les accidents ultérieurs.

2° De ne pas mesurer la durée et l'intensité du traitement à l'apparence plus ou moins grave des symptômes du début; toute syphilis doit être soignée comme si elle était très grave.

Voilà en effet, dans ces deux exemples, deux malades dont les premiers symptômes avaient été réduits à si peu de chose qu'ils avaient passé inaperçus ; et pourtant tous deux ont été atteints d'accidents tertiaires, dont le second eût été mortel à brève échéance, si le traitement spécifique n'était pas intervenu.

Ces deux principes directeurs bien établis, quel est à l'heure actuelle, le traitement de la syphilis?

Jusque-là, en maître incontesté, trônait le mercure. Depuis sept à huit ans, un rival, après une entrée sensationnelle en ce monde, a fait une carrière rapide, le fameux 606. Mais mercure et 606 ne sont rivaux que pour se partager la gloire de réduire, à eux deux et concurremment, à l'impuissance ce mal redouté qu'est la syphilis.

Mercure et 606 sont les deux remèdes *spécifiques* de la syphilis. Un remède est appelé *spécifique* quand il agit sur la cause première de la maladie ; ainsi pour la vérole, le remède spécifique est celui qui tue dans l'organisme le spirochète. — Mercure et 606 tuent le spirochète.

Un troisième remède, l'iodure de potassium, est *non spécifique ;* il ne tue pas le spirochète, mais il a pour but de débarrasser les organes des « humeurs syphilitiques », de faire « fondre » les productions syphilitiques.

I. *Le 606.*
Ses effets curatifs. — Ses dangers.
Sa valeur.

Le 606, découvert par le professeur allemand Erlich, vendu en France sous le nom de *salvarsan*, qu'une maison française fabrique et vend sous le nom d'*arsénobenzol*, est un produit *arsénical*. De nouvelles études ont amélioré ce produit, en rendant son emploi plus facile ; ce **nouveau** produit est le *néo-salvarsan,* dont **les** propriétés thérapeutiques sont celles du salvarsan.

On sait que ce remède a été lancé à grand fracas en Allemagne et en France, et dans d'autres pays. Tout en rendant justice à Erlich, il est incontestablement établi que c'est la science française qui a été le point de départ de la découverte du 606. L'arsenic était employé depuis longtemps, depuis les études de Gauthier sur le cocodylate de soude dans la syphilis, dans le traitement de la syphilis ; études qu'avait continuées Mouneyrat. Pour arriver à son composé, Erlich est parti de ces études françaises ; il a eu le mérite d'avoir trouvé le premier un *corps arsénical très actif, pouvant être employé à haute dose, avec le minimum de danger.*

En tout cas, lancé à la mode allemande, le 606 a fait dans le monde une entrée bruyante, porté sur les ailes de la Presse de tous les pays. Bien avant que les journaux médicaux et nous-même ayions pu nous faire une opinion quelque peu raisonnée sur les avantages ou les inconvénients de ce nouveau produit, de grands journaux politiques (chez nous le *Journal* et *le Matin*) consacraient des colonnes entières à célébrer les miracles de cette nouvelle panacée des syphiliti-ques. De ces trop élogieux, trop enthousiastes articles, les uns étaient inspirés vraisemblable-ment par l'intérêt et la réclame ; d'autres étaient le fruit d'une constatation de quelques résultats. constatation non étayée sur un assez grand nom-bre de cas ni sur une expérience suffisamment prolongée.

D'ailleurs, peu après cette période d'enthou-siasme, on commença à chuchoter que plusieurs cas de mort lui étaient imputables : c'était **vrai**. Il fut établi que la cause d'un certain nombre de ces décès étaient attribuables directement à l'em-ploi du 606.

Puis on attaqua la valeur même du 606. On avait cru, au début, que une ou deux injections devaient réduire à néant et à jamais cette maladie redoutable ; et on s'aperçut que malgré son em-ploi de nombreuses récidives se produisaient. Si bien que bon nombre de médecins, fervents parti-sans du 606 au début, en arrivèrent à déclarer que ce remède était plus nuisible qu'utile.

Actuellement, l'expérimentation très nom-breuse qui en a été faite, l'observation des mala-des suivis pendant plusieurs années permettent de fixer au 606 sa juste place, et elle est certes importante, dans le traitement de la syphilis.

1° AVANTAGES DU 606. — Quand doit-on l'employer ?

Il est certain que le 606 fait disparaître très rapidement la plupart des accidents syphilitiques, à la période curable. Il est admis par tout le monde qu'il agit bien plus rapidement que le mercure.

Son action est surtout manifeste et rapide sur les accidents extérieurs : plaques muqueuses, ulcères de la peau, éruptions diverses, gommes. Employé dès l'apparition du chancre, celui-ci se cicatrise en quelques jours, et la plupart du temps aucun signe de la période secondaire n'apparaît. Et cette action est parfois si rapide qu'elle paraît tenir du prodige : ainsi, j'ai vu un malade atteint de plaques muqueuses multiples de la bouche depuis trois mois, être guéri totalement en six jours par deux injections de 606. J'ai vu une éruption papuleuse, à forme de psoriasis, généralisée à tout le tronc, datant de sept mois et rebelle au mercure, guérie en quatorze jours à la suite de trois injections de 606. Enfin, pour citer un dernier exemple, j'ai vu une vaste perforation du voile du palais, ancienne, se cicatriser en moins de cinq semaines après la cinquième injection de 606. Et ce ne sont pas là des cas exceptionnels : cette guérison extrêmement rapide des accidents extérieurs de la syphilis, tenaces et non guéris par le mercure, est même la règle.

Cette action si rapide (et c'est elle qui avait, au début, tant excité l'enthousiasme) est extrêmement utile à deux points de vue : *au point de vue social d'abord,* elle rend rapidement inoffensif le syphilitique, puisque en somme la syphilis n'est contagieuse que par les accidents extérieurs, et surtout par le chancre et les plaques muqueuses que le 606 fait disparaître en quelques jours.

Au point de vue personnel du malade, elle est très utile aussi car le 606 fait disparaître rapidement les petits accidents ennuyeux, pénibles ou affichants.

Voici donc le premier effet, celui-là, certain, du 606 : *il nettoie très vite le syphilitique de ses accidents contagieux.* Mais en est-il de même au point de vue de la *guérison définitive* de la syphilis, et au point de vue de la préservation contre les accidents tertiaires ? Au début, on avait fondé de trop grands espoirs, puisqu'on espérait en une ou deux injections *stériliser pour toujours le malade*, détruire totalement la maladie. Il faut bien avouer que souvent, malgré plusieurs injections de 606, on a vu reparaître quelques semaines ou quelques mois après des accidents attestant que la maladie n'était pas éteinte, qu'elle avait été atténuée, que les accidents secondaires avaient été retardés, mais que la syphilis n'était pas guérie.

Pour arriver à un *résultat curatif complet*, il faut employer le 606 par série d'injections, six ou sept, faites à une semaine d'intervalle, et contrôler les résultats par l'examen du sang et du liquide de la moelle épinière. Si on emploie concurremment au 606 le mercure, on obtient un résultat absolument remarquable, puisque dans la plupart des cas on ne voit apparaître aucun accident, ce qu'on ne peut obtenir avec le mercure seul. Le 606 doit donc être employé systématiquement dans le *traitement curatif de la syphilis*, et non seulement pour la guérison des accidents externes.

Mais la qualité éminente du 606, la plus précieuse, est de « *blanchir* » rapidement, de faire disparaître en peu de temps les accidents extérieurs. Cette action s'applique surtout dans les manifestations secondaires de la syphilis ; mais elle est aussi heureuse dans les lésions tertiaires qui intéressent la peau, les muscles et les os. Par contre, dans les affections graves des organes centraux, surtout dans celles du système nerveux, l'action du 606 ne s'est pas montrée supérieure aux autres modes de traitement. Son emploi offre même, dans ces cas, un danger possible, et on ne doit pas l'employer dans ces maladies.

En résumé, il est admis actuellement d'une manière très générale, que le 606 doit être employé au début pour porter un premier et violent coup à la maladie, pour entraver rapidement son développement, et pour faire disparaître, ou réduire à presque rien, les accidents secondaires, source de contagion. A toute époque de la syphilis, le 606 sera employé toutes les fois qu'il y aura intérêt à faire disparaître rapidement les lésions de la peau, des muscles et des os, en particulier lorsque le mercure aura échoué.

2° DES ACCIDENTS CONSÉCUTIFS A L'EMPLOI DU 606. — La publication de cas de mort consécutifs à l'emploi du 606 ayant jeté le trouble dans un grand nombre d'esprits, nous allons voir ce qu'il y a de vrai dans cette question des accidents attribués à ce remède.

Il n'est pas douteux qu'au début, il y a eu des accidents assez nombreux et graves. Ils sont dus à deux causes :

Soit à une faute dans l'administration du remède, ou à un défaut de sa préparation qui était délicate. C'est ainsi qu'on a reconnu qu'une partie des accidents ont eu pour cause l'eau employée, celle-ci devant être absolument pure, chimiquement parlant.

Soit à l'état général du malade, dont certains organes importants (reins, cœur, foie....) étaient touchés, état qui s'oppose à l'emploi du 606. Actuellement, où toutes les contre-indications de ce remède sont bien connues, on ne l'emploie qu'après un examen attentif et complet du malade, et en proportionnant la dose du remède à l'état du syphilitique.

Cette question de dose a été très discutée. Avant que des accidents graves se soient produits, on partait de ce principe qu'il fallait « assommer » la maladie d'un seul coup, et on employait une dose très élevée ; on voulait *stériliser* le malade d'une seule injection. Depuis qu'on a reconnu et le danger de ces hautes doses, et l'impossibilité d'obtenir cette stérilisation totale et définitive en une seule injection, on emploie des doses bien

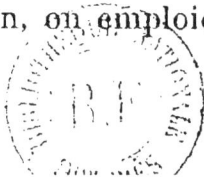

inférieures, mais répétées et progressivement croissantes, à intervalles rapprochés.

Employé dans ces conditions de prudence, et en dehors de cas malheureux extrêmement rares (tout remède actif peut avoir un danger qui n'empêche pas son emploi) le 606 constitue un très précieux moyen de traitement de la syphilis, auquel j'ai recours systématiquement, pour ma part, dans tous les cas de syphilis au début, et dans de nombreux cas de manifestations, à diverses époques de la maladie, qu'on doit faire disparaître dans le plus bref délai.

3° MODES D'ADMINISTRATION DU 606.

Voie buccale. — Je ne citerai guère que pour mention l'absorption du 606 par la bouche. On voit des réclames de journaux prônant des pastilles, des comprimés de 606. C'est là une méthode dont il ne faut attendre aucun résultat certain. On comprend que selon l'état des voies digestives, la quantité utile de médicament absorbé varie selon les individus, et peut même varier à peu de jours d'intervalle chez le même individu.

Voie rectale. — L'administration du 606 en lavement est préférable à l'absorption buccale. Mais son action, ici encore, est trop variable, trop

infidèle, pour qu'on puisse compter sur des résultats certains. Cette méthode ne rend des services
que chez l'enfant dont l'intestin absorbe mieux
que celui de l'adulte, et parce que les deux méthodes suivantes ne peuvent être appliquées chez lui.

Voie intra-musculaire. — Le 606 a été employé,
et on l'emploie encore quelquefois, en injections
intra-musculaires dans les muscles fessiers. Cette
méthode est incontestablement supérieure aux
deux autres en ce qui concerne les résultats.
Malheureusement, elle a le grave inconvénient
d'être, dans la plupart des cas, beaucoup trop
douloureuse, soit en raison de la quantité du
liquide injecté, soit en raison de la lenteur d'absorption du 606 par les muscles. Il n'est pas rare
même de voir le liquide s'enkyster au point injecté, c'est-à-dire ne pas être absorbé, stationner
là en provoquant des nodosités gênantes et douloureuses qu'on doit parfois inciser. C'est surtout
en raison de cette douleur, vive et durable, que
la voie intra-musculaire n'est utilisée que dans
les cas où la voie veineuse n'est pas praticable, ce
qui est rare.

Voie intra-veineuse. — C'est la méthode de
choix à tous les points de vue. *Elle n'est d'abord*

pas douloureuse ; une sensation imperceptible presque de piqûre au moment où l'aiguille pique la peau, aucune douleur ensuite. *Elle a le maximum d'efficacité,* puisque la totalité du médicament arrive dans la circulation, sans aucune modification.

Elle a le maximum de rapidité d'action, puisque le remède, immédiatement transporté en totalité par le sang, est distribué sans délai à tous les organes. Le seul inconvénient est que, chez certains individus, l'injection d'une dose un peu élevée de 606 dans la veine, peut provoquer un certain degré de fièvre. Cet inconvénient n'est pas à mettre en parallèle avec les résultats obtenus. La technique de l'injection intra-veineuse de 606 dans une des veines du bras, véritable petite opération il y a quelques années quant à ses préparatifs, s'est très simplifiée. Elle ne comporte pratiquement plus de danger.

Nous n'entrerons pas dans l'exposé des opinions des différents spécialistes sur la méthode à employer en ce qui concerne la quantité de remède à injecter, et le nombre d'injections à faire.

La grande expérience que nous a donnée la guerre à ce sujet, le 606 étant employé dans tous

les cas dès le début, ajoutée à celle des années qui
l'ont précédée, nous a conduits tous à adopter une
méthode générale qui a fait ses preuves. Cette
méthode est le traitement combiné par le 606 et
le mercure que nous exposerons après l'étude qui
va suivre, du mercure.

II. *Le Mercure.*

Malgré ses avantages incontestables, il faut
reconnaître, au moins dans l'état actuel de la
question, que le 606 ne saurait à lui seul constituer tout le traitement de la vérole.

Comme on l'a dit et répété « *le mercure est
toujours debout* ». Notre bon et vieux mercure
reste, jusqu'à ce jour, le traitement à longue
haleine, qu'on reprend périodiquement, *le traitement de fond* de la syphilis, celui que le syphilitique prendra une partie de son existence, même
en l'absence de tout accident. C'est le traitement
qui sera suivi, non seulement pour guérir ou
atténuer la vérole, mais surtout pour empêcher
les manifestations de cette maladie, pour en paralyser les effets.

Le mercure est un remède qui a fait ses preuves, qui, entre les mains de tous ceux qui s'en

sont intelligemment servis, a donné de très bons
résultats, et sans accident. On lui a bien à tort
imputé des crimes qui, en réalité, sont dus à la
syphilis elle-même. Ainsi, par exemple, un syphilitique va trouver le médecin, et se plaint de
douleurs de tête très violentes, survenant surtout
la nuit ; il déclare qu'il a eu la syphilis dix ou
douze ans auparavant. Le médecin lui prescrit,
comme il doit le faire, un traitement mercuriel.
Or il arrive, je suppose, que cet homme un mois
après meurt subitement, ou tombe frappé de
paralysie. Pensez-vous, comme quelques-uns auraient tendance à le croire, que le mercure est
responsable de cet accident ? N'en croyez rien ;
cet homme a eu une attaque parce qu'il est syphilitique ; ses maux de tête nocturnes prouvent
précisément qu'il est menacé de cet accident
grave : la mort subite ou la paralysie. Celle-ci
s'est produite parce que la lésion était trop avan-
cée quand le traitement est intervenu. Le mercure
n'a eu que le tort de ne pas guérir.

Autre exemple : une personne, qui souffre ou
non de la tête, a des tendances à la mélancolie,
des idées plus ou moins bizarres. Ele va, ou on la
mène, consulter un médecin qui est mis sur la
piste de la syphilis. Il ordonne un traitement

mercuriel. Or voici que, un mois ou deux après, cette personne présente tous les symptômes d'une paralysie générale. Quelques-uns pourront croire et dire : c'est le mercure qui l'a rendue folle. Rien n'est plus faux : cette personne est paralytique générale parce qu'elle l'était déjà quand elle a vu le médecin, mais tous les symptômes n'avaient pas encore paru. La lésion était constituée, et le mercure ne pouvait heureusement la modifier. Il n'a donné aucun résultat, c'est son seul crime.

J'ai tenu à faire justice de ce préjugé répandu que le mercure conduit souvent à la folie, alors que c'est la maladie pour laquelle il est donné qui est responsable.

Bien plus, je suis absolument convaincu que, dans de nombreux cas, si le syphilitique avait pris, au début de sa maladie et dans la suite, à période fixe, du mercure en quantité suffisante et sous une forme suffisamment active, ces accidents tertiaires ne se seraient pas produits.

J'affirme d'une façon catégorique que les seuls ennuis qu'on peut attribuer au mercure, ce sont les troubles de l'estomac, les troubles de l'intestin qu'il peut occasionner quand il est pris par la bouche. Encore ces troubles sont-ils peu graves, passagers, et peuvent-ils être évités si le mercure est pris, comme nous le verrons, par une autre voie que la voie buccale.

Ce qui est certain, c'est que le mercure pour peu qu'il soit manié avec quelque prudence ne produit ni troubles graves ni troubles permanents : le professeur Fournier l'affirme également de toute sa haute autorité. Son avis confirme absolument le mien.

1° Inconvénients du Mercure.

Inflammation des gencives : certains composés mercuriels (protoïodure, frictions de mercure métallique) et en général tout médicament où le mercure est en proportion élevée, peut donner de l'inflammation quelquefois très accusée des gencives, inflammation qui peut aller jusqu'à la suppuration. On évite, en partie tout au moins, cet inconvénient en ayant une bonne hygiène de la bouche, en faisant soigner la dentition si elle est mauvaise, en se gargarisant et se brossant les dents non seulement le matin, mais après chaque repas. Si avec cela, le mercure est pris avec un peu de prudence, selon les indications données par le médecin, ces inconvénients sont réduits à peu de chose, et cessent quand on cesse le traitement.

Crampes d'estomac et diarrhée. — Certains composés donnent des crampes et des brûlures d'estomac après quelques jours (Bichlorure de mercure) qui obligent à en suspendre l'emploi ; d'autres donnent des coliques et de la diarrhée (protoïodure). Ces ennuis sont en général supportables. On peut du reste toujours les éviter en supprimant le remède mal supporté, et en donnant le mercure sous la forme qui convient le mieux au malade.

2° AVANTAGES DU TRAITEMENT PAR LE MERCURE. — Ce sont :

Son efficacité, incontestable et incontestée, comme le démontre tout ce petit livre, et l'absence de tout danger ou de tout ennui sérieux.

Ses modes d'absorption très variées (par la bouche, en frictions, en lavements, en injection intra-musculaire, en injection intra-veineuse), ce qui permet d'adapter le traitement à chaque cas particulier.

Ses facilités de traitement qu'il donne au malade, en permettant au malade de se soigner lui-même, sur les indications du médecin, sans être obligé de revenir souvent à la consultation, quand il ne peut, pour une raison ou pour une autre, se soumettre au traitement par injections.

3° MODES D'ADMINISTRATION DU MERCURE.

Nous n'avons pas pour but d'indiquer à chaque syphilitique quels remèdes et quelle quantité de mercure il doit absorber. A ce propos, je veux mettre les malades en garde contre ces réclames de la quatrième page des journaux qui, à tous les prix, offrent le remède sauveur. Le traitement, en effet, comme quantité de remède, comme choix du moment où le traitement doit être repris, peut varier avec chaque individu.

Je viens d'affirmer, d'autre part, que l'emploi du mercure est inoffensif. Cela n'est vrai évidemment que si le traitement est dirigé par un médecin compétent, qui voit son malade. Dans certaines affections de l'intestin, ou dans l'albuminerie, il n'est pas indifférent, il est dangereux de donner tel remède ou telle quantité de remède. Or le remède prôné dans le journal s'adresse à tous les malades sans distinction ; le syphilitique, pour être soigné avec efficacité et sans danger, doit avoir été examiné directement par le médecin.

Tout ce que nous dirons dans ce qui va suivre du traitement par le mercure, et nous éviterons à

dessein de donner des doses, ne sera qu'un aperçu, une indication, un encouragement pour le
malade, à accepter toutes les fois qu'il le pourra,
le traitement le plus efficace.

Ceci dit, les méthodes (ou les voies d'absorption) du traitement mercuriel sont au nombre de
cinq : la voie buccale, les injections intra-musculaires, les injections intra-veineuses, la voie cutanée par les frictions, et la voie rectale.

1° VOIE BUCCALE. — C'est la façon la plus
ancienne de prendre du mercure, et c'est aussi la
plus commode.

On prend alors soit des solutions liquides de
sels mercuriels, comme le *bichlorure de mercure,*
ou sublimé, *ou Liqueur de Van Swieten ;* soit des
sels solubles ou insolubles sous forme de pilules,
dont les plus usuellement utilisées sont les pilules
de *protoïodure* et *les pilules Dupuytren.*

A l'avantage d'être d'un usage facile, cette
méthode joint celui de n'être pas coûteuse, et de
pouvoir se prendre en tout temps et en tout lieu,
malgré les voyages et les changements d'existence. Elle a par contre les inconvénients suivants : elle n'est pas toujours bien tolérée par
les estomacs et les intestins susceptibles, la solu-

tion de sublimé donnant assez vite des crampes d'estomac, les pilules de protoïodure donnant souvent des coliques et de la diarrhée ; un autre inconvénient, plus sérieux, est que l'administration par la bouche du mercure n'est pas toujours égale, comme nous l'avons vu pour le 606. La méthode buccale rend des services très appréciables, on y aura assez souvent recours, mais il faut lui préférer, toutes les fois qu'on le pourra, une méthode plus régulière.

2° INJECTIONS INTRA-MUSCULAIRES ET INJECTIONS INTRA-VEINEUSES.

Bien plus active et bien plus sûre est l'administration du mercure par la voie sous-cutanée et par la voie intra-veineuse.

A propos du 606, nous avons parlé de ces deux moyens de faire pénétrer le remède dans l'organisme ; pour le 606, la voie intra-veineuse était la méthode de choix. C'est aussi pour le mercure une voie excellente; elle est cependant rarement utilisée, parce que l'injection de mercure dans les muscles n'offre pas les inconvénients de l'injection intra-musculaire de 606 ; et comme son emploi est plus simple que l'injection intra-veineuse, tout en donnant des résultats rapides et excellents, on la lui préfère. Pour le 606, le volume du liquide injecté et la **quantité de remède injectée** étant élevés, la diffusion dans les tissus occasionne des douleurs très aiguës et durables. Le mercure, au contraire, est toujours administré par petites quantités ; sa diffusion est ainsi rapide, ne détermine pas de douleur trop vive ni persistante.

La voie intra-veineuse pour le mercure n'est utilisée que dans des cas spéciaux où un résultat très rapide est recherché. L'injection intra-musculaire constitue pour le mercure la voie d'absorption la plus favorable. Cette injection se fait dans des masses musculaires épaisses, comme dans les muscles des reins, au bas de la colonne vertébrale, et plus souvent dans les muscles de la fesse.

Cette méthode n'a que l'inconvénient d'occasionner plus de dérangement que les autres méthodes et plus de frais, puisque il faut aller voir plus souvent le médecin.

On injecte ainsi dans les muscles une *solution aqueuse de sels mercuriels solubles ;* dans ce cas, on fait une injection tous les jours ou tous les deux jours ; un traitement comporte vingt à vingt-cinq injections.

On peut aussi injecter dans les muscles des *sels mercuriels insolubles, en émulsion huileuse ;* un traitement sembable comporte en général six ou sept injections à six jours d'intervalle. L'injection de sels insolubles est moins rapide et moins active que l'injection de sels solubles.

3° FRICTIONS MERCURIELLES. — Entre ces deux méthodes, la bouche et les injections intra-musculaires, il faut placer celle des frictions mercurielles, qui consiste à faire absorber le mercure par la peau.

Ces frictions sont faites chaque jour sur une région différente du corps, pour éviter l'irritation de l'épiderme et une éruption de petits boutons (ce qui est du reste sans gravité). Cette friction se fait sans savonnage préalable, la peau grasse absorbant mieux. On frictionne pendant quinze à vingt minutes la région choisie, d'une surface de vingt centimètres carrés environ (face interne des cuisses, flancs), avec une dose *d'onguent mercuriel double,* appelé aussi *onguent napolitain,* du volume d'un gros pois vert (quatre grammes). On fait ensuite un enveloppement avec une flanelle, qu'on garde toute la nuit. Le lendemain on savonne à l'eau chaude l'emplacement de la

veille. Un traitement comprend huit à dix frictions, une tous les soirs.

Bien faites, ces frictions constituent un traitement très actif. Le mercure est rapidement
absorbé et en grande quantité. La preuve en est
fournie par les cas d'intoxication survenus à la
suite de l'emploi de doses trop élevées d'onguent
napolitain. Le traitement est donc actif; il a de
plus l'avantage de n'être pas coûteux, quelques
sous de pommade suffisent à un traitement.

Mais l'emploi de ce mode d'absorption du mercure offre quelques inconvénients dont le plus
sérieux est qu'il ne permet pas un dosage exact
du remède absorbé.

Si les frictions sont mal faites, la quantité de
mercure utilisée est tout à fait insuffisante. D'autres fois, si une dose un peu trop élevée de pommade mercurielle est absorbée en totalité, on
peut voir apparaître des symptômes de véritable
empoisonnement mercuriel (salivation, suppuration des gencives, fétidité de l'haleine, diarrhée,
éruption rouge sur tout le corps). Cette intoxication débute toujours par une salivation exagérée;
aussi, le malade doit-il suspendre le traitement
dès qu'apparaît ce symptôme.

Dans ce traitement, plus que dans **tout autre,**

le malade doit avoir une excellente hygiène de la bouche.

Un autre inconvénient, moins sérieux, est que c'est là une méthode peu propre, qui salit le linge, et est affichante dans la vie en commun. De plus, elle prend un peu de temps, puisque la friction exige une demi-heure le soir, et le matin quelques minutes pour le lavage.

Au total, c'est une méthode qui, dans de nombreux cas, peut rendre de grands services, à condition que les frictions soient bien faites, que le malade ait une bonne hygiène générale et une bonne hygiène de la bouche, qu'il se surveille et se présente à son médecin si des phénomènes d'intolérance apparaissent.

4° VOIE RECTALE. — Comme pour le 606, comme pour tout remède en général, on peut introduire le mercure dans l'organisme par l'anus ; le remède est absorbé par le rectum, dernière portion du gros intestin. Pour favoriser cette absorption, il est bon de prendre au préalable un lavement évacuateur.

Le mercure peut, par cette voie, être pris *soit en lavement* (solution d'un sel mercuriel dans de l'eau), *soit en suppositoire* (mercure métallique ou sel mercuriel incorporé à du beurre de cacao) comme on fait des suppositoires de morphine, par exemple.

Pour le mercure, comme pour le 606, cette méthode ne doit être employée chez l'adulte que dans l'impossibilité d'employer d'autres modes plus actifs, pour les mêmes raisons de différence considérable d'absorption du rectum chez des individus, ou, chez le même individu, à des époques différentes.

Chez les tout jeunes enfants, le suppositoire peut rendre de réels services ; car chez lui la friction et le suppositoire sont les deux seuls modes possibles de mercurialisation, et encore la peau, chez l'enfant, est tellement susceptible souvent que la friction produit aussitôt des lésions eczémateuses.

On se sert aussi quelquefois du suppositoire mercuriel chez la femme, pour des raisons autres que le traitement lui-même (nécessité de cacher la nature de la maladie, certains états nerveux ou gastriques qui ne permettent pas l'usage des piqûres ou des pilules).

Succinctement, nous venons d'exposer les différents moyens d'introduire le mercure dans l'organisme. Toutes les fois qu'on le peut, il faut choisir celui qui donne le plus de sécurité avec le maximum d'effets thérapeutiques ; or, sans contestation, ce résultat est obtenu par *les injections de sels mercuriels solubles.* Dans certains cas, où une mercurialisation intense est nécessaire, on peut employer simultanément deux de ces voies d'absorption (injections solubles et voie buccale, par exemple...).

D'une manière générale, pour que le traitement mercuriel, surtout s'il est intensif, soit bien supporté, il faut favoriser l'élimination du médicament, élimination qui s'effectue par la bouche, par les reins, et par la peau.

Pour favoriser l'élimination qui se fait par la bouche et par les gencives, pour éviter les inflammations parfois graves des gencives, il faut que, avant de commencer le traitement, la bouche soit mise en bon état. Si la dentition est mauvaise, n'hésitez pas à vous la faire soigner, en faisant extraire les dents qui ne peuvent être réparées. Pendant tout le temps que dure le traitement mercuriel, gargarisez-vous et brossez-vous les dents, non seulement le matin, mais aussi après les repas. Il faut en un mot supprimer toute cause d'irritation de la bouche. Je ne reviens pas sur la question du tabac, car je suppose que le syphilitique a supprimé le tabac.

Pour favoriser l'élimination par les reins, il faut être très sobre de boissons alcooliques, et sobres d'aliments qui peuvent irriter les reins au passage d'urines chargées de leurs produits nocifs de décomposition : pas de gibier, pas d'aliments fermentés. de fromage forts... ; au contraire, prenez des boissons qui nettoient les reins : lait, limonades, tisanes de queues de cerises, etc...

Pour favoriser l'élimination par la peau, ayez une bonne hygiène de votre épiderme. Prenez souvent des bains chauds, au moins un par semaine ; prenez de préférence des bains sulfureux qui dégraissent mieux la peau et désobstruent mieux les pores.

III. *L'iodure de potassium.*

606 et mercure, tels sont les deux remèdes spécifiques de la syphilis. On dit de ces deux remèdes qu'ils sont *spécifiques,* c'est-à-dire qu'ils tuent la cause première de la maladie, le spirochète, qu'ils poursuivent sans répit jusque dans ses derniers repaires.

A côté d'eux, vient se ranger un troisième

médicament, non spécifique, *l'iodure de potassium*. L'iodure de potassium ne tue pas le microbe syphilitique ; son but est de détruire, de contrecarrer, par son action résolutive, les dégâts produits par la syphilis, que ces dégâts soient causés par le microbe lui-même, ou qu'ils soient le résultat de l'action de leur poison sur nos tissus. Son rôle est en quelque sorte de disperser les matériaux nuisibles qui s'étaient accumulés en certains points.

C'est cette *action résolutive* que le langage imagé du peuple appelle action « *fondante* ». Ainsi, par exemple, la syphilis donne-t-elle des glandes, des « *dépôts d'humeurs* », des productions gommeuses, on donne de l'iodure pour faire fondre ces productions morbides, que ces glandes ou excroissances de tissus soient extérieures et visibles, ou qu'elles soient cachées dans la profondeur de nos organes.

C'est pourquoi on dit aussi de l'iodure que c'est un *dépuratif :* il dépure l'organisme de ses humeurs plus ou moins solidifiées, surtout quand ces humeurs sont d'origine syphilitique.

Je dis *surtout* quand elles sont syphilitiques, parce qu'on emploie également l'iodure dans des affections non syphilitiques, telles que le rhumatisme, la scrofule, l'eczéma, les maladies du cœur ou des vaisseaux...

Et c'est bien aussi ce qui précise ce terme de spécifique : quelqu'un prend-il du mercure, vous avez devant vous un syphilitique ; quelqu'un prend-il de l'iodure de potassium ou de sodium, c'est peut-être un syphilitique, mais c'est peut-être aussi un rhumatisant, un cardiaque ou un scrofuleux.

De quelle façon prend-on l'iodure ? Il peut être pris de deux façons : *à titre curatif, ou à titre préventif*.

On le prend à *titre curatif* précisément quand on a en vue la disparition d'une tumeur, *d'une production syphilitique existante :* les doses d'iodure sont alors plus élevées pour arriver à un résultat déterminé. Là, comme pour le mercure et le 606, le médecin est seul juge ; disons seulement qu'on peut en prendre, sans inconvénient, des doses très élevées, quatre, six, huit et dix grammes par jour.

Dans le *traitement préventif* de la syphilis, l'iodure est pris à période fixe, systématiquement (comme le mercure), même en l'absence de toute manifestation syphilitique. Son rôle est d'empêcher la formation de ces dépôts d'exsudats syphilitiques, de les faire fondre dès leur apparition. Dans ce traitement simplement préventif, la dose d'iodure est moins élevée ; cette dose une fois fixée par le médecin, si de nouveaux symptômes syphilitiques n'apparaissent pas, le malade peut continuer à la prendre tous les trois mois, par exemple.

Pendant qu'on en fait usage, l'iodure peut occasionner de petits ennuis : il fait moucher, éternuer, détermine parfois une éruption de petits boutons, mais ce sont là de petits inconvénients sans importance qui ne doivent pas en faire suspendre l'emploi, et qui disparaissent très vite, après la cessation du traitement. L'iodure ne donne jamais d'intoxication grave, et son usage ne comporte pas de danger.

De ces notions élémentaires sur les remèdes employés dans le traitement de la syphilis que tout syphilitique doit connaître (car connaissant les raisons des remèdes, il les emploiera), nous allons faire le résumé suivant en trois propositions :

1° Le 606 agit très vite ; au début, il diminue

rapidement la virulence de la maladie, en entrave le développement. Il fait disparaître en très peu de temps les accidents secondaires. Dans tout le cours de cette longue maladie, il agit toujours dans le même sens : faire disparaître rapidement des lésions, externes au moins.

2° Le mercure ne fait pas disparaître rapidement les lésions extérieures comme le fait le 606, mais c'est le remède qui, employé d'une façon régulière pendant des années, empêchera le mieux le développement de la maladie et préservera le plus sûrement des accidents tertiaires. C'est pourquoi on appelle le traitement par le mercure le traitement de fond.

3° L'iodure agit pour empêcher la production des exsudats syphilitiques et pour les « faire fondre » quand ils existent.

Je vais de ces trois propositions déduire la direction générale du traitement du syphilitique. Ce sera d'ailleurs l'exposé de ma règle de conduite habituelle.

Dans le traitement de la syphilis, nous poursuivons deux buts :

1° *Le blanchiment des malades*, c'est-à-dire la disparition le plus rapidement possible, et avec le moins possible de crainte de récidive, de toutes les lésions primaire et secondaire contagieuses.

Si le traitement est commencé dès le chancre, on peut même dans de très nombreux cas, empêcher toute apparition des accidents secondaires. Ce but de blanchiment peut être atteint en sept semaines.

2° *La guérison du malade, l'extinction de la maladie* est le second but du traitement. C'est le traitement à longue haleine, le traitement de fond, traitement intermittent d'une durée indéfinie.

1° BLANCHIMENT DU MALADE.

Dès qu'on a reconnu l'existence d'un chancre, dès qu'on en a établi la nature syphilitique, ou dès l'apparition des accidents secondaires si le chancre a été méconnu, il est d'une importance considérable de commencer sans délai le traitement antisyphilitique complet.

Car, s'il est extrêmement avantageux socialement de supprimer à sa source une cause de contagion, il est manifeste que le malade en retire lui aussi un bénéfice très grand, pour le présent et pour l'avenir. Ne serait-il pas déraisonnable de supposer le contraire quand on voit les symptô-

mes secondaires disparaître si rapidement ou
même ne pas apparaître du tout ? N'est-ce pas là
la preuve que la malignité de la maladie a été
paralysée, que sa virulence a été, en quelque
sorte, jugulée dans l'œuf ?

Je fais ici justice au 606. On entend dire communément, et il a été même admis par des maîtres de la science syphiligraphique, que le 606
avait bien une *valeur curative,* c'est-à-dire une
action thérapeutique qui faisait disparaître rapidement les manifestations actuelles de la syphilis, mais qu'il n'avait pas *d'action préventive*
sur le développement ultérieur de la vérole,
qu'il ne pouvait en rien empêcher les accidents
tardifs.

Pour notre part, nous ne pouvons admettre
que cette haute valeur curative n'entraîne pas
une action préventive. La maladie qui a été
très atténuée, très diminuée dès sa naissance,
restera moins méchante pendant toute son évolution. Et, employé suffisamment longtemps, il
contribue puissamment, comme le mercure, à la
guérison de la maladie. En blanchissant rapidement le malade tout au commencement de la
vérole, on prend donc déjà souci de son avenir
éloigné.

Pour arriver à ce blanchiment :

Je fais sept à huit injections intra-veineuse de 606 (salvarsau, néosalvarsau ou arsénobenzol) à six ou sept jours d'intervalle, et à doses progressivement croissantes.

J'institue en même temps un traitement mercuriel ; si le malade le peut, je lui fais, dans les muscles fessiers, une injection quotidienne d'un sel soluble de mercure, ou, s'il ne le peut, je lui prescris une friction mercurielle quotidienne.

En sept semaines environ, le malade a donc eu huit injections intraveineuses de 606 et une quarantaine d'injections mercurielles.

C'est là certes un *traitement intensif,* que le médecin n'applique qu'aux individus jeunes et non tarés, et après examen de chaque malade. L'intensité du traitement peut être diminué selon l'état du sujet. En tout cas, ce traitement est bien supporté ; s'il donne lieu quelquefois à des réactions un peu vives, il n'est pas dangereux. Pour ma part, j'ai vu quelques poussées fébriles, un peu de courbature ou de lassitude générale chez un certain nombre de malades ainsi traités, je n'ai jamais eu d'accident grave.

En regard de cette innocuité, le résultat apparaît presque merveilleux si on le compare surtout aux résultats obtenus par le traitement mercuriel seul, avant l'apparition du 606. Dans presque tous les cas, où j'ai pu commencer le traitement ainsi compris au moment du chancre, avant le développement des accidents secondaires, ceux-ci n'ont pas apparu. Dans les cas où ces accidents secondaires étaient en évolution, ils ont disparu à la troisième ou à la quatrième injection de 606, et n'ont reparu que très exceptionnellement, pour peu que le malade ait eu une hygiène convenable. Je dirai même, et j'en ai été bien surpris, qu'ils n'ont pas reparu chez des hommes qui ont continué à fumer comme par le passé : ceci dit, non pour permettre de fumer aux syphilitiques, car je maintiens tout ce que j'ai dit à ce sujet, mais seulement pour attester l'influence profonde du 606 sur la syphilis.

J'ai pu constater ces splendides résultats du traitement combiné sur une vaste échelle pendant cette longue guerre, dans un hôpital spécial d'Armée, où ce traitement était systématiquement appliqué. Après cinquante jours de traitement, tous les malades étaient renvoyés dans leurs régiments où tous les mois, dans la suite, ils continuaient à prendre quelques pilules mercurielles. Par correspondance avec les médecins de ces régiments, j'ai pu dix, douze et même quinze mois après leur sortie de l'hôpital, avoir des nouvelles de beaucoup de ces malades. Les médecins de ces régiments étaient étonnés, comme je l'avais été moi-même, que chez ces syphilitiques, qui pour la plupart avaient une hygiène insuffisante, aucune nouvelle manifestation syphilitique n'ait apparu.

Ainsi donc, tout au début de la syphilis, le principal remède est le 606. Le mercure est donné à ce moment pour renforcer le 606, et pour rendre ses résultats plus durables.

2° TRAITEMENT DE FOND DE LA SYPHILIS. — A partir du troisième mois de la maladie, le mercure prend le pas sur le 606 ; il devient le remède principal, constitue le traitement de fond de la syphilis.

Pendant toute la première année, je fais prendre du mercure *pendant vingt jours tous les deux mois, soit six traitements la première année.* Un traitement de vingt jours comprend vingt injections de sel mercuriel soluble, intra musculaires, une injection par jour; à son défaut, vingt frictions, une par jour, de pommade mercurielle double, avec quatre grammes de pommade par friction ; ou enfin, en cas d'impossibilité de ces deux traitements, quarante pilules de 0 gr. 05 de protoïodure de mercure (une pilule matin et soir, avant de manger, pendant vingt jours).

Pendant la deuxième année, je prescris un traitement de vingt jours tous les trois mois, *soit quatre traitements la deuxième année.*

Pendant la troisième année, je prescris un traitement de vingt jours tous les quatre mois, *soit trois traitements la troisième année.*

Par mesure de prudence, je conseille à mes malades de continuer à faire un traitement mercuriel tous les ans jusqu'à la dixième année.

Pendant ces deux années, le 606 n'intervient que si des accidents secondaires réapparaissent que l'on veut faire disparaître au plus tôt.

Des modifications peuvent du reste être apportées à ce traitement d'après les renseignements donnés par la réaction de Wassermann ou l'analyse du liquide dans lequel baignent le cerveau et la moelle épinière, méthodes que nous verrons à l'article suivant. Car, actuellement, un traitement réellement scientifique et pratique doit être basé sur les renseignements fournis par ces méthodes.

3° L'IODURE DE POTASSIUM. — A partir de la

quatrième année, on admet que le traitement spécifique (606 et mercure) a suffisamment atténué
la vérole (sous contrôle effectif des réactions de
Wassermann). On supprime ce traitement spécifique, et c'est l'iodure de potassium (ou de sodium) qui devient le traitement habituel.

L'emploi de l'iodure, en effet, n'est guère nécessaire avant la fin de la troisième année. La vérole
n'a pas eu le temps de déterminer la formation
d'humeurs liquides ou solides dans le sang ; elle
n'a pas encore pu altérer les tissus de nos
organes ; et le rôle résolutif, ce pouvoir de faire
« fondre » les exsudats qu'a l'iodure, n'a pas eu
encore de raison de s'exercer.

Mais à partir de ce moment, pour débarrasser
périodiquement l'organisme des déchets d'origine
syphilitique, l'iodure doit être périodiquement
pris. *Tous les quatre mois,* à dater de la quatrième année, le syphilitique prendra vingt-cinq
grammes d'iodure en vingt-cinq jours. L'iodure
doit être continué indéfiniment, dix ans, quinze
ans, vingt ans et plus.

RÉSUMÉ DU TRAITEMENT

Résumons d'une vue d'ensemble le traitement général du syphilitique :

1° Les deux premiers mois: traitement combiné par le 606 et le mercure.

2° Les trois pemières années, traitement par le mercure (et accessoirement par le 606 pour reblanchir rapidement si un accident syphilitique reparaît).

3° Le reste de la vie, traitement par l'iodure de potassium. Le 606 ou plutôt le mercure n'interviennent, mais interviennent obligatoirement, que devant l'apparition ou la menace d'un accident syphilitique.

Avant de terminer cet exposé du traitement de la syphilis, nous dirons un mot des cas nombreux où un accident syphilitique se montre chez un individu qui n'a jamais suivi de traitement, qu'il ait ou non ignoré sa maladie. Ces manifestations d'une syphilis plus ou moins ancienne, vierge de

tout traitement, sont justiciables du 606 ou du
mercure. Selon l'âge, la santé générale du malade,
selon aussi la gravité de son accident syphilitique,
le traitement est très variable. Nous n'en parlerons que pour dire que là encore, le traitement
spécifique, longtemps continué et bien conduit,
donne des résultats surprenants si la lésion n'est
pas incurable.

Quel que soit le traitement suivi à la période
initiale de la vérole, quelle que soit la durée du
silence depuis la dernière manifestation de sa
maladie, malgré l'excellence de sa santé pendant
de longues années, le syphilitique doit avoir toujours présent à la mémoire le souvenir de sa
syphilis. Non pour s'en alarmer, ni redouter constamment l'avenir, mais pour se guérir par le
remède réellement sauveur si l'occasion s'en présente.

Car si passé le délai de quinze à vingt ans le
syphilitique n'a plus grand chose à craindre du
côté de sa vérole, n'a-t-on pas vu, chose qui paraît
incroyable, un vieillard qui avait eu la vérole à
vingt-sept ans, et n'avait eu aucune maladie ni
aucune lésion spécifique depuis cet âge, présenter
à quatre-vingt-sept ans une gomme de la jambe,
soixante ans après le chancre ?

IV. *Peut-on savoir si on est guéri de la Syphilis.*

Dans le cours de ce chapitre, à propos du mercure ou au sujet de l'iodure, nous avons dit plusieurs fois que ces remèdes doivent être pris d'une façon intermittente, pendant un temps indéfini, en raison des accidents tertiaires qui peuvent apparaître à n'importe quelle période de la vie.

La syphilis n'est donc pas guérissable ? Nous est-il possible, par des procédés scientifiques, de savoir si un syphilitique est encore en puissance de syphilis ou s'il en est débarrassé ?

Oui, nous avons deux procédés qui nous permettent de différencier un non syphilitique d'un syphilitique ; ils nous permettent donc aussi de savoir si un individu est encore entaché de syphilis ou s'il ne l'est plus.

Ces deux méthodes sont *l'examen du sang,* et *l'examen du liquide céphalo-rachidien* ou liquide qui baigne le cerveau et la moelle épinière.

1.° EXAMEN DU SANG OU RÉACTION DE WASSERMANN. — Une certaine quantité du sang du sujet à examiner est nécessaire ; on l'obtient par une piqûre à l'extrémité des doigts, ou, en plus grande quantité, par une ponction au niveau d'une veine du pli du coude, petite opération qui n'est ni douloureuse ni dangereuse.

Ce sang est examiné au microscope, et est étudié chimiquement par des réactions spéciales, dans le détail desquelles nous n'entrerons pas. Ce sont des opérations de recherche de certains caractères spéciaux au sang des syphilitiques qui portent le nom de *Réaction de Wassermann*.

Quand on trouve dans un sang examiné ces caractères, on dit que la *réaction est positive*, ce qu'on exprime souvent par le signe + ; si la réaction est très marquée, très positive, on l'exprime par le même signe doublé + +. Que la réaction soit + ou + +, le sujet est indubitablement syphilitique ; la réaction de Wassermann n'est en effet jamais positive chez des personnes certainement indemnes de toute syphilis.

Quand ces caractères ne sont pas trouvés dans le sang, on dit que la *réaction est négative*. La conclusion est alors moins formelle que dans le cas de réaction positive ; on ne peut, d'une façon absolument certaine, affirmer que le sujet examiné n'est pas syphilitique. C'est ainsi que sur cent syphilitiques avérés cliniquement, ayant des accidents syphilitiques certains au moment même de l'examen, la réaction n'est positive que sur quatre-vingt d'entre eux. La probabilité d'absence de la syphilis, dans le cas de réaction négative, est donc représentée par quatre-vingt probabilités sur cent. Du reste, pratiquée à divers intervalles, cette réaction peut être trouvée positive alors qu'à d'autres examens, elle aurait été négative.

2° EXAMEN DU LIQUIDE CÉPHALO-RACHIDIEN. — Le cerveau et la moelle épinière baignent dans un liquide qui est contenu dans les parties libres du crâne et de la colonne vertébrale, et qui circule dans ces espaces libres.

Pour obtenir ce liquide, on fait une ponction dans le canal vertébral, en faisant pénétrer un trocart dans l'espace compris entre deux vertèbres lombaires, dans la partie inférieure de la colonne vertébrale. Cette ponction est appelée *ponction lombaire* ; le liquide ainsi obtenu est étudié, lui aussi, chimiquement et microscopiquement surtout.

La syphilis lui imprime des changements de composition que le microscope met facilement en évidence. On peut ainsi dépister, à leur début,

bien avant l'apparition des symptômes cliniques,
alors que rien encore ne pouvait les faire supposer, des affections du cerveau ou de la moelle épinière. C'est là surtout, dans la possibilité de
découvrir tout à leur commencement des lésions
graves, *encore non soupçonnées*, que réside la
valeur de l'étude du liquide céphalo-rachidien.
Tout syphilitique, pendant toute son existence,
devrait tous les deux ans, par exemple, se soumettre à un examen semblable, opération ni douloureuse ni dangereuse, pour savoir en quel état
se trouvent ses centres nerveux.

Car si, dans l'état actuel de la science syphiligraphique, il ne nous est pas possible d'affirmer
sûrement, sans aucune crainte d'erreur, que tel
individu est guéri de sa syphilis, la négativité
simultanée de ces deux réactions nous permet de
dire : *il n'est pas sous le coup d'accidents graves
de la syphilis.*

La positivité, au contraire, et le degré de positivité de ces réactions, surtout celle du liquide
céphalo-rachidien, nous donne des indications
précieuses sur l'opportunité et sur la durée du
traitement.

Actuellement du reste, tout traitement bien
entendu de la syphilis, à quelque époque que ce

soit de son évolution, doit être poursuivi d'après les renseignements donnés par les examens du sang et du liquide céphalo-rachidien. Le traitement doit avoir pour but de rendre négatives ces réactions, et doit être conduit le temps nécessaire à obtenir ce résultat. Dans les premières années de la syphilis, plusieurs examens sont donc nécessaires, ensuite un examen tous les deux ans

Au médecin, ces réactions rendent de grands services dans les cas nombreux où il soupçonne la syphilis qui ne se manifeste par aucun signe récent ou ancien chez un malade qui ne se sait pas syphilitique. Par exemple, dans le cas d'une femme qui a des fausses couches répétées et sans raison apparente ; ou le cas d'un homme qui a des douleurs nocturnes de tête persistantes qu'on ne sait à quoi rattacher. La positivité des réactions commande aussitôt dans ces cas un traitement antisyphilitique immédiat.

C'est même dans ces syphilis ignorées, vierges jusque-là de tout traitement, qu'on obtient les plus remarquables résultats.

À la question : suis-je guéri de ma syphilis ? nous ne pouvons pas répondre *scientifiquement oui*, puisqu'un très petit élément d'incertitude subsiste. Mais à un syphilitique anxieux, chez lequel on aura fait à deux ou trois reprises les deux examens : réaction de Wassermann et examen du liquide céphalo-rachidien avec résultats négatifs des deux côtés, on est absolument justifié de dire en toute sincérité : *considérez-vous comme guéri, ne craignez rien.*

Avant de clôre ce chapitre du traitement de la syphilis, je tiens à répéter que je n'ai voulu donner qu'un aperçu général, qu'une indication au syphilitique, pour le convaincre de la nécessité du traitement prolongé.

Ce traitement, qui peut être plus ou moins intensif selon les lésions et selon l'état du malade, doit être poursuivi sous la direction effective du médecin.

Et pour terminer cette étude du traitement de la vérole, je ne saurais trop revenir sur la nécessité qu'il y a pour le syphilitique de faire connaître sa maladie au médecin de sa famille, et à tout médecin qu'il pourra consulter, au sujet de n'importe quel malaise. La diversité des affections dans lesquelles la syphilis peut entrer en ligne de compte est immense. Et souvent une maladie qui, aux yeux du malade, paraît absolument étrangère à la vérole, est sous sa dépendance plus ou moins immédiate ; et, dans ce cas, un traitement spécifique bien appliqué, aura rapidement raison d'une affection rebelle à tout autre traitement. Bien plus, des lésions, qu'aucun indice ne nous permet de rattacher à telle ou telle cause, sont très heureusement influencées par le mercure, alors même que le malade, de bonne foi, nie toute syphilis. Les syphilis ignorées, nous l'avons déjà dit, en raison de la bénignité des accidents du début, sont loin d'être rares. C'est pourquoi il est devenu de pratique médicale courante qu'une maladie dont la nature n'est pas établie, mais qui pourrait être apparentée avec la syphilis, soit soumise à un traitement spécifique : on appelle alors ce traitement *traitement d'épreuve*. Et telle est l'influence incontestable de ce traitement spécifique dans les affections syphilitiques (en dehors de celles qui sont irrémédiables) que nous déclarons *non syphilitiques* celles qui ne sont pas améliorées par ce traitement d'épreuve, jugement confirmé par les recherches de laboratoire.

CHAPITRE V

L'Hérédité Syphilitique.

D'une façon générale, le mot *hérédité* peut être défini « *la transmission aux descendants des caractères physiques, intellectuels et moraux des ascendants* ». Médicalement, ce mot de hérédité est employé plus exclusivement pour exprimer la transmission aux descendants des maladies des ascendants ; c'est *l'hérédité morbide*. On dit que la tuberculoe, le rhumatisme, la syphilis... etc..., sont héréditaires.

Il est admis que toute maladie héréditaire s'éteint à la troisième ou à la quatrième génération, ne dépassant pas la sixième. Cela est vrai, en ce sens que ces maladies n'existent plus en tant que tuberculose ou syphilis à la sixième génération, c'est-à-dire qu'à cette époque on ne retrouve plus les symptômes de ces maladies. Mais celles-ci ont déterminé dans les deux ou trois premières générations, atteintes de ces affections, des modifications qui ont donné à la constitution des générations plus jeunes un caractère qu'elle n'aurait pas eu, s'il n'y avait pas eu dans les ascendants syphilis ou tuberculoses. A ce titre, l'hérédité morbide fait partie de *l'atavisme*.

On peut donc dire, en définitive, *que la constitution de chaque être est la résultante des combinaisons des constitutions de ses ancêtres.*

Cela est vrai de l'individu *au moment de sa conception.* A partir de ce moment, c'est-à-dire pendant le développement même du nouvel être dans l'organisme maternel, et pendant tout le reste de son existence, des interventions ou des influences extérieures (traitement thérapeutique, hygiène, climat) peuvent modifier plus ou moins favorablement la constitution de l'individu.

Toutes les maladies, en réalité, sont héréditaires, en ce sens que la modification apportée à l'état de santé de l'ascendant par une maladie quelconque peut avoir sa répercussion chez le descendant, que cette répercussion se manifeste d'une manière visible ou non, d'une façon heureuse, malheureuse, ou indifférente. **En fait, on** n'applique ce terme de *héréditaire* qu'aux maladies qui se reproduisent chez le descendant avec *les symptômes mêmes* qui existaient chez l'ascendant, ou *par un ensemble de signes spéciaux incontestablement imputables* à la maladie de l'ascendant. Le cancer, les maladies de cœur, le rhumatisme, la tuberculose, la syphilis sont des maladies héréditaires. Mais de toutes ces maladies, la syphilis est certainement celle où *l'hérédité est la plus fréquente et la plus évidente.* Elle est même si fréquente qu'elle est la règle, toutes les fois que des précautions et un correctif puissant, le traitement, n'interviennent pas.

C'est pourquoi on ne saurait séparer de l'étude de la syphilis, *celle du mariage des syphilitiques et celle de la descendance du syphilitique.* Ces deux questions, étudiées ensemble font l'objet du présent chapitre.

Au double point de vue social et personnel, cette étude comporte un intérêt de tout premier ordre, et c'est avant tout la vulgarisation de ces connaissances que je poursuis, c'est le but premier de ce livre.

1° *Importance sociale de l'étude des conséquences de l'hérédité syphilitique.* Nous entendons parler constamment, et avec raison, de la diminution de la natalité, une des causes de la dépopulation, surtout en France. Parmi les causes de cette diminution de la natalité d'enfants viables, la syphilis tient une place importante. D'abord, comme nous le verrons plus loin, elle tue beaucoup d'enfants pendant la gestation et après leur naissance à terme. Et ensuite parce qu'elle empêche la conception de beaucoup d'enfants.

On entend communément dire que le syphilitique ne doit jamais avoir d'enfant. Or, si cette proposition était vraie, voyez quelles en seraient les conséquences funestes. La plupart des spécialistes en matière de syphilis admettent que sur douze personnes il y en a une syphilitique. Cette proportion ne me paraît pas exagérée. Donc, s'il fallait interdire systématiquement le mariage et la procréation à tous les syphilitiques, il y aurait *neuf hommes sur cent* qui ne pourraient pas avoir d'enfant. Voilà par conséquent une diminution de 9 p. 100 dans les naissances : on voit **toute** l'importance de la question.

Mais, d'autre part, il serait certainement préférable, il serait même nécessaire que ces personnes ne se marient pas et n'aient pas d'enfant, si ces syphilitiques devaient fatalement donner naissance à des êtres physiquement, intellectuellement ou moralement inutiles ou dangereux pour la société.

Heureusement, et nous le verrons dans ce chapitre, le syphilitique qui veut suivre scrupuleusement la règle de conduite que le médecin lui imposera, peut avoir des enfants sains et bien constitués, au point que sa descendance sera à quelques exceptions près, la même que s'il n'était pas syphilitique.

2° *Au point de vue personnel,* nous donnons par là même une consolante réponse à l'angoissante question que se pose le syphilitique marié, et qui le tourmente inévitablement si son épouse devient enceinte.

N'aurai-je pas, se demande-t-il, un avorton, un dégénéré, un épileptique, un monstre ?

Nous pouvons le rassurer, s'il a bien observé les commandements que nous formulerons plus loin.

Et pour bien étayer ces commandements, je

vais commencer par énoncer les lois de l'hérédité syphilitique, lois que l'expérience et l'observation prolongées ont indiscutablement prouvées ; et nous en tirerons les conclusions qui seront la règle de conduite du syphilitique qui veut avoir des enfants sains.

Nous étudierons ensuite les cas plus tristes où le syphilitique aura coupablement donné le jour à des enfants syphilitiques. Là encore, nous aurons la grande consolation de pouvoir affirmer que le sombre avenir de ces pauvres êtres peut être très favorablement amélioré par le traitement.

1. *Lois de l'Hérédité syphilitique.*

Ces faits bien établis par l'expérience, que nous appelons les lois de l'hérédité syphilitique, sont au nombre de quatre.

1° *Le danger pour l'enfant à naître est d'autant plus grave que la syphilis des parents est plus récente.* En d'autres termes, plus la conception est rapprochée du début de la maladie, plus grand est le péril pour le nouvel être.

Dans la première année d'une syphilis, le danger est tellement grand, j'allais dire inévitable, qu'il est tout à fait exceptionnel de voir un enfant venir à terme vivant et en bon état.

La seconde année est encore extrêmement dangereuse, à un degré moindre toutefois que la première.

La troisième année l'est déjà notablement moins. A mesure qu'on s'éloigne de la troisième année, les chances d'avoir un enfant sain augmentent rapidement.

Même avec le traitement du père ou de la mère, celui-ci étant continué pendant toute la grossesse, les résultats de la conception ne sont pas encourageants pendant les deux premières années. Et cela se conçoit puisque les procréateurs sont encore en période active de leur syphilis : le temps et le traitement n'ont pas encore éteint ou suffisamment atténué la maladie.

A partir de la quatrième année, au contraire, temps et traitement ayant fait leur œuvre, les chances d'avoir un enfant sain deviennent très sérieuses et très nombreuses, si un traitement convenable est suivi par la mère pendant toute la grossesse.

2° *C'est la syphilis maternelle qui, de beaucoup, est la plus redoutable pour l'enfant.* Quand le père est seul syphilitique, les chances sont bien

plus grandes pour que l'enfant naisse vivant et
en bon état. Évidemment, le minimum de chances
est réalisé quand les deux géniteurs sont syphilitiques.

On comprend aisément que la syphilis de la
mère soit extrêmement grave pour l'enfant; celui-
ci reste, en effet, en contact avec elle pendant de
longs mois, pendant lesquels il est nourri par le
sang même de la mère qui passe directement
d'elle au fœtus. Si donc la mère est en période
active de la syphilis, la contamination du fœtus
est inévitable.

Beaucoup de spécialistes en syphiligraphie ont
même soutenu cette idée que le père, seul syphilitique, ne transmet pas la vérole à ses descendants. Cette opinion est exagérée : il y a des cas
certains où le père, seul syphilitique des deux
procréateurs, a engendré des enfants marqués de
la vérole. Mais il est parfaitement vrai que dans
quantité de cas où apparemment le père paraissait *transmetteur direct* du virus, en réalité le
père avait d'abord donné la syphilis à la mère,
syphilis très atténuée qu'on avait ignorée, mais
que les recherches par la réaction de Wasserman
ont prouvée. Ces cas sont même extrêmement
nombreux.

Cela prouve encore mieux la justesse de cette *règle: le syphilitique ne doit pas se marier avant la quatrième ou la cinquième année ;* il faut qu'un long temps se soit écoulé depuis le dernier accident syphilitique. Passé ce délai, s'il s'est bien soigné, s'il ne fume pas, il aura la certitude de ne pas contaminer sa femme et d'avoir des enfants sains.

3° Les deux procréateurs doivent se soumettre au traitement avant la procréation. *Mais le traitement de la mère continué pendant toute la grossesse est de toute rigueur.* Nous ne faisons qu'énumérer ce principe pour l'instant ; nous y reviendrons avec des exemples à l'appui.

4° *L'influence pernicieuse de la syphilis dans les deux premières années, se manifeste à l'égard de l'enfant surtout par une mortalité extrêmement élevée.* Voilà bien un signe rarement trompeur de syphilis dans le ménage: la polymortalité d'enfants nouveaux-nés ou en très bas âge dans une famille. Une série d'avortements (non provoqués évidemment) ou d'enfants morts-nés est une indication à peu près certaine de syphilis de la mère.

Cette influence désastreuse qu'exerce la syphi-

lis des géniteurs sur leur descendance, se manifeste de plusieurs façons :

Soit par des avortements répétés, survenant
sans accident, sans cause apparente, chez des
femmes de bonne apparence dont l'état général
paraît très bon. On dirait que ces femmes ne peuvent conduire une grossesse à terme, que le
« sort » leur a été jeté de ne pas concevoir jusqu'au bout.

J'ai vu une femme syphilitique, de constitution
très robuste, avoir neuf grosseses qui se sont toutes terminées par une fausse couche entre le
troisième et le cinquième mois.

Venue à ma consultation au début de sa
dixième grossesse, elle fut mise immédiatement
au traitement, qu'elle suivit pendant toute sa
grossesse, et elle mit au monde, à terme, un garçon qui a actuellement quatorze ans, et chez
lequel je n'ai jamais remarqué de stigmates de
syphilis.

*Soit par des naissances à terme d'enfants
morts-nés, ou incapables de vivre*, qui meurent
quelques heures ou quelques jours après leur
naissance.

Soit par des morts d'enfants, morts plus ou
moins subitement après quelques semaines ou

même quelques mois, soit sans cause déterminée, soit à l'occasion d'une maladie infantile peu' grave.

Les cas de familles dans lesquelles la syphilis a tué 2, 3, 4, 5, 6 enfants sont nombreux. Voici quelques exemples cités par différents auteurs :

Cas du Pʳ Fournier ...	8 décès sur	9 naissances
Cas du Dʳ Julien	10 décès sur	15 naissances
Cas personnel........	10 décès sur	17 naissances
Cas du Pʳ Pinard	9 décès sur	11 naissances
Cas du Dʳ Comby.....	8 décès sur	11 naissances
Cas du Dʳ Davis	15 décès sur	19 naissances
Cas du Dʳ Ribemont ..	18 décès sur	19 naissances
Cas du Dʳ Giraud-Talon	21 décès sur	26 naissances

Ce sont des exemples terrifiants. Mais on a vu mieux ; on a vu, on voit assez souvent, la syphilis anéantir toute la postérité d'une famille, ne pas permettre la survie d'un seul enfant. En voici des exemples :

Cas du Dʳ Fournier ...	5 décès sur	5 naissances
— ...	9 décès sur	9 naissances
Cas du Dʳ Bertin	4 décès sur	4 naissances
Cas du Dʳ Bar........	10 décès sur	10 naissances
Cas du Dʳ Porak......	11 décès sur	11 naissances
Cas personnel........	7 décès sur	7 naissances

La tuberculose et l'intoxication alcoolique exercent sur les grossesses une influence de même ordre ; mais elles ne donnent pas de pareilles hécatombes d'enfants, *en série implacable*. Sans contestation possible, la syphilis est de toutes les maladies celle qui de beaucoup occassionne le plus d'avortements, le plus d'accouchements prématurés, celle qui tue le plus d'enfants. *La syphilis est une dévoreuse d'enfants nés ou à naître.*

Pour résumer, en une vue d'ensemble, les terribles conséquences de la syphilis sur la grossesse, je donnerai le petit tableau suivant, conforme non seulement à mon expérience personnelle, mais à toutes les statistiques:

Sur cent grossesses provenant de parents syphilitiques dont la maladie n'a pas deux ans de date:

40 p. 100 se termineront par une fausse couche ou par la mise au monde d'un enfant mort-né, *dans le cas où le père est seul syphilitique ;* ·

90 p. 100 auront le même sort *si la mère est syphilitique ;*

90 à 92 p. 100, si les deux géniteurs sont syphilitiques.

Autant dire, n'est-ce pas, que dans les deux premières années d'une syphilis, l'enfant à naître est presque fatalement sacrifié. Et au cas, très rare, où il échapperait à la mort, il serait à peu près sûrement contaminé.

Il est juste d'ajouter que depuis le nouveau traitement par le 606, cette statistique est moins désespérante, et le deviendra moins, à mesure que la vérole sera de plus en plus attaquée vigoureusement dès son début.

Mais, en raison de la non généralisation actuelle du traitement combiné intensif du début, en raison aussi de la récidive ou de l'apparition possible d'accidents secondaires dans les deux premières années, la règle suivante est de toute rigueur : interdiction *absolue est faite par le médecin à tout syphilitique de se marier avant au plus tôt, le délai de trois ans.*

Que cette considération du pourcentage de 40 p. 100 (dans lequel entrent du reste bon nombre de syphilis maternelles ignorées) de terminaison funeste de la grossesse, quand le père est seul syphilitique, n'entre pas en ligne de compte. Il est seul syphilitique, oui, avant le mariage, et au moment du mariage. Mais sachez bien que s'il se marie dans les deux premières années de sa syphilis, *il court très grand danger de contaminer sa femme.* Et nous avons alors deux malheurs : *une femme infectée et un enfant voué à la mort.*

Toutes les raisons invoquées ne doivent pas exister une minute devant ce danger. On m'a dit

souvent : mais, j'ai promis de me marier ; j'ai
déjà retardé de deux ou trois mois mon mariage,
et je perds ma situation si je ne me marie pas.
Qu'est-ce, dites-moi, que tout cela devant cette
terrible vérité : vous allez contaminer votre
femme qui, très probablement se rendra compte
de la nature de son mal ? Et si vous avez des sen-
timents tellement bas que la seule idée « d'em-
poisonner » votre épouse ne vous arrête pas,
songez que le divorce vous attend peut-être ; et
alors qu'aurez-vous gagné à vous marier ? La
honte et le déshonneur. Et si cela ne vous suffit
pas, sachez qu'après avoir infecté votre compa-
gne, vous serez cause de nombreuses fausses couches, toujours dangereuses pour la mère, que
vous serez cause de la naissance d'enfants hydro-
céphales, idiots, rachitiques, criminels peut-être
plus tard ! Averti, sachant tout cela, vous oseriez
tenter l'aventure ? Vous ne seriez plus alors seulement un lâche, *vous seriez aussi un criminel !*

Magré cela, on voit des syphilitiques se marier
la seconde année de leur syphilis. Si par malheur
cela arrive, si on n'a pu vous arrêter à temps,
défense absolue de provoquer une grossesse. S'il
est des êtres assez vils pour n'avoir pas obéi à l'ordre de ne pas se marier en raison d'avantages

matériels, peut-être trouveront-ils dans leur
égoïsme la force de n'avoir pas d'enfant avant le
délai prescrit.

J'ai dit: interdiction absolue à tout syphilitique
de se marier avant au moins trois ans. A mesure
qu'on s'éloigne de la troisième année, les chances
de procréer un être sain augmentent rapidement.
C'est pourquoi tout syphilitique consciencieux,
désireux de ne pas jouer son avenir et celui de sa
famille sur un coup de hasard, désireux de ne
s'engager qu'à coup sûr dans la voie de la création d'une famille, ne devrait se marier qu'à la
cinquième ou à la sixième année.

A ce moment, si le traitement a été bien suivi,
si la mère suit un traitement pendant sa grossesse, les époux auront la presque certitude de
procréer des enfants sains.

L'influence du traitement est ici d'une importance capitale et extraordinaire. Prenons le cas
d'une femme syphilitique, dont la maladie
remonte à cinq ans et qui devient grosse. Si cette
femme n'a pas suivi de traitement à sa grossesse,
il est très probable qu'elle aura une fausse couche,
un enfant mort-né, ou, en tout cas, un enfant
entaché de syphilis. Si, au contraire, elle continue à se soigner pendant sa grossesse, elle aura à

peu près sûrement un enfant, non seulement vivant, mais indemne de toute syphilis.

Si, comme le cas est le plus fréquent, le père est seul syphilitique, et s'il s'est soigné convenablement, il aura d'une façon certaine un enfant absolument sain, si sa femme se soumet, pendant la grossesse, à un petit traitement.

Ce traitement de la mère pendant la gestation est le plus important. Il n'est pas rare de voir des femmes syphilitiques, qui n'ont jamais suivi de traitement auparavant, mettre au monde des enfants sains et bien portants, si elles ont suivi un traitement sérieux pendant leur grossesse.

Il y a, à cet heureux résultat, *une condition*, c'est que ce traitement soit commencé aussi près que possible du début de la conception, en tout cas *pas plus tard que la fin du second mois.* A mesure qu'on s'éloigne de cette date, les chances d'avoir un enfant sain diminuent rapidement.

Je ne puis m'empêcher de donner quelques exemples de cette efficacité merveilleuse du traitement sur l'évolution et la terminaison heureuse de la grossesse chez des syphilitiques :

1" Exemple. — Une femme eut quatre fausses couches en quatre ans ; la cinquième année, elle mit au monde, à huit mois, un enfant mort-

né. C'est à cette occasion que je fus appelé. Je
n'eus aucune peine à établir la cause des fausses
couches répétées ; le mari ne tarda du reste pas
à me confesser la syphilis qu'il avait eue deux
ans avant son mariage. Une réaction de Wassermann, chez la femme, me montra qu'elle aussi
était syphilitique. Résultat: tous deux furent mis
au traitement spécifique par le mercure. Quelques
mois plus tard, le mari, auquel j'en avais fait la
recommandation, m'amena sa femme qui commençait une nouvelle grossesse. Je fis suivre à
cette mère un traitement mercuriel pendant toute
la grossesse, et, au bout du temps normal, elle mit
au monde un enfant fort bien constitué, ne pré-
sentant aucun signe de syphilis héréditaire, et
dont le développement par la suite fut normal.
Cet enfant est aujourd'hui un jeune homme de
vingt ans, soldat, et jouit d'une excellente santé.

2ᵉ Exemple. — A l'occasion d'une fausse couche qui faillit lui coûter la vie, je fus appelé à
voir la femme d'un diplomate. Cette femme,
mariée en secondes noces, avait d'abord été
mariée à un gros négociant, mort subitement la
quatrième année après son mariage. Elle ignorait
la cause de la mort de son mari, et croyait qu'elle
était due vraisemblablement à une affection du

cœur. Elle se portait apparemment très bien, et n'avait pas eu de grossesse de son premier mari. Prélevant, à cette fausse couche, un morceau de délivrance, je l'examinai attentivement ; elle offrait les caractères d'une délivrance syphilitique. Une réaction de Wassermann ne me laissa aucun doute : cette femme était syphilitique. Prudemment examiné et interrogé, le mari n'avait jamais eu trace de syphilis. Indubitablement, l'interrogatoire de la femme me le prouva, le premier mari, mort subitement, était le coupable. Eh bien ! cette femme qui a depuis suivi un traitement spécifique sérieux avant et pendant ses grossesses, a eu trois enfants en parfaite santé.

3ᵉ Exemple. Et pour terminer, je veux encore vous citer cet autre exemple, le plus caractéristique, le plus probant qu'on puisse constater. Une femme syphilitique eut deux fausses couches à sept mois d'intervalle. A la grossesse suivante, elle suivit le traitement mercuriel : elle mit alors au monde une fillette très bien portante et parfaitement saine. Quinze mois plus tard, nouvelle grossesse ; cette femme ne voulut pas se soigner, prétendant que ses deux fausses couches étaient dues à son état d'anémie, que maintenant elle était forte... Bref, elle se refusa à tout traitement. Résultat : à sept mois, elle mit au monde un enfant mort-né, couvert d'ulcérations syphilitiques à la plante des pieds. L'année suivante, cinquième grossesse : instruite par l'expérience et convaincue, elle suivit consciencieusement son traitement dès la fin du premier mois de la grossesse. Résultat : à neuf mois, elle accoucha d'une seconde fille en excellent état, et exempte de toute tare syphilitique.

Voilà trois exemples ; n'allez pas croire que ce sont des exceptions. Ces cas sont si fréquents que c'est presque la règle, en dehors des syphilis trop récentes (syphilis de moins de trois ans). Même dans la seconde année, on a déjà des succès étonnants.

Cette possibilité qu'a une femme syphilitique d'avoir un enfant sain ou un enfant syphilitique (3° exemple) selon qu'elle suit ou non un traitement, faisait dire au P' Fournier : « Je me chargerais presque, si l'expérience n'était profondément immorale, de faire faire tour à tour à une femme syphilitique des enfants sains ou des enfants syphilitiques ».

Et, cependant, que voyons-nous, nous méde-

cins ? Nous voyons le terrible spectacle suivant :
sur cent femmes syphilitiques enceintes qui viennent accoucher dans nos hôpitaux, quelques-unes
seulement, dix à douze au maximum, ont suivi
un traitement pendant leur grossesse. Quatre-
vingt dix donc ont agi comme si elles n'avaient
pris aucun souci de l'enfant qui va naître. Presque toutes ces malheureuses viennent donc à
l'hôpital pour avorter, pour accoucher d'enfants
morts-nés ou d'enfants syphilitiques ! Un tiers
d'entre elles seulement ignorent leur syphilis !

En dehors de l'hôpital, en clientèle, c'est à peine
si la proportion est un peu moins élevée !

J'ai dit du syphilitique qui se mariait avant la
troisième année de sa maladie qu'il était un criminel. J'ajoute que *sont plus criminels encore
les maris syphilitiques*, surtout s'ils ont contaminé leurs femmes, *qui ne font pas donner à
celles-ci les soins nécessaires* quand elles sont en
état de grossesse.

Et sont *pareillement criminelles, dénaturées*
même, les femmes qui se sachant syphilitiques,
ne veulent pas, pour un motif ou pour un autre,
soigner leur syphilis pendant leur grossesse.

Ces hommes et ces femmes sont des criminels

vis-à-vis de l'enfant à naître et vis-à-vis de la société.

Et pourquoi ce mari syphilitique ne fait-il pas donner à sa femme enceinte les soins nécessaires à la terminaison heureuse de la grossesse ? Je vais vous le dire : c'est parce qu'il a peur que sa femme soit mise au courant de la maladie qu'il a, et qu'il lui a donnée peut-être.

Et pourquoi, cas plus rare, cette femme syphilitique avant son mariage, qui se sait syphilitique, ne se soigne-t-elle pas ? C'est qu'elle aussi a peur que le traitement ne révèle sa maladie à son mari.

Eh bien ! syphilitiques, sachez que votre excuse ne vaut rien.

Vous, mari syphilitique, avertissez votre médecin qui fera suivre à votre femme, sous un prétexte quelconque, le traitement convenable, sans qu'elle se doute de quoi que ce soit.

Vous, femme syphilitique, allez trouver un médecin en lui exposant votre situation ; il vous donnera un traitement facile que vous pourrez suivre sans éveiller le moindre soupçon de la part de votre mari.

C'est là le pain quotidien du médecin ; il voit ça tous les jours. En agissant ainsi, vous pourrez dormir tranquille ; vous n'aurez pas le remords et l'appréhension continuels, et vous aurez l'immense satisfaction de voir votre petit effort couronné d'un succès et d'un bonheur sans égal, la naissance d'un bel enfant, parfaitement sain.

Je le répète, syphilitiques qui connaissez votre état, vous n'auriez aucune excuse à agir autrement.

II. *Cas malheureux où l'enfant naît syphilitique.*

Malheureusement, malgré tous les raisonnements, malgré toutes les objurgations, il y aura toujours des syphilitiques qui se marieront, quoique non guéris, trop tôt, soit qu'ils ignorent la gravité de leur maladie, et l'extrême danger qu'ils font courir à leur femme et aux enfants qu'ils peuvent engendrer, soit que, et alors ce sont de bien grands coupables, connaissant leur situation avec ses conséquences, ils n'ont pas le courage de rompre avec des engagements anciens, ou se laissent séduire par des avantages qu'un mariage semble leur promettre.

Si, dès le début du mariage (ce qui est hélas assez fréquent), et sans avoir suivi de traitement

suffisant, une grossesse survient, l'enfant qui va
naître est bien compromis. Il est même sacrifié,
si la mère a été contaminée. J'ai exposé la situation précédemment. Si cet enfant ne meurt pas,
que sera-t-il? Triste perspective pour les parents!

Cet enfant, né syphilitique, allons-nous le laisser ainsi, livré à son développement morbide,
sans lui porter secours ? Pouvons-nous encore
quelque chose pour lui?

Oui, nous pouvons encore quelque chose pour
lui ; nous pouvons même beaucoup.

Mais avant de parler du traitement de cette
syphilis héréditaire, je veux exposer succinctement les signes auxquels on pourra reconnaître
que l'enfant est atteint de syphilis. Ces signes
sont appelés les *stigmates de la syphilis héréditaire*. Il faut que les parents, qui se savent syphilitiques, surveillent attentivement leurs enfants
et sachent à quelle cause rattacher leur mauvais
état.

Stigmates de la syphilis héréditaire. Rappelons
que la syphilis récente est l'occasion de fausses
couches fréquentes, ou de la mise au monde, à
terme ou avant terme, d'un enfant mort-né. Cet
enfant mort-né *est très souvent macéré :* la peau

est détachée sur une plus ou moins grande partie du corps ; elle est violacée ailleurs ; si on la prend avec une pince elle se laisse enlever sans effort, elle est « *décollée* ». Je suppose que les parents syphilitiques qui auront eu une fois cette mésaventure n'auront plus aucune hésitation à entreprendre aussitôt un traitement actif pour prévenir de semblables accidents.

Mais nous sommes maintenant dans l'hypothèse d'un enfant né vivant et syphilitique. Les signes, les stigmates, qui permettent dès la naissance de reconnaître que l'enfant est entaché de syphilis, sont les suivants :

1° *Accouchement prématuré.* – Fréquemment, l'enfant syphilitique vient au monde avant terme. L'accouchement avant terme n'est certes pas une preuve de syphilis, et nombreux sont les accouchements au septième ou au huitième mois qui ne reconnaissent pas la syphilis pour cause. Mais chez des parents syphilitiques, l'accouchement avant terme est une forte présomption de syphilis du produit de la conception.

2° *Petitesse du nouveau-né.* — Cet enfant syphilitique est en général petit, d'apparence chétive. Son poids est inférieur au poids du nouveau-né normal qui est de 6 livres 200 environ.

On voit des nouveaux-nés syphilitiques peser trois livres, deux livres et moins encore. La peau est sèche et ratatinée. Le visage participe à cet amaigrissement général, à ce ratatinement de tout l'individu. Cet avorton, qui vient de naître, a déjà un aspect vieillot ; on dirait « *un petit vieux* ».

3° *Jaunisse*. — On voit fréquemment chez des nouveaux-nés non syphilitiques une teinte jaunâtre de la peau, qui disparaît après trois ou quatre jours. Chez le nouveau-né syphilitique, on voit souvent une *véritable jaunisse :* la peau, les yeux, la muqueuse de la bouche sont jaunes, un peu verdâtres, les urines teinte acajou. Cette jaunisse persiste trois semaines, un mois et davantage.

4° *Rhume de cerveau*. — Le nouveau-né syphilitique est souvent atteint d'un rhume de cerveau persistant : il faut le moucher constamment. La respiration par le nez en est fortement gênée.

5° *Pemphigus*. — Enfin, le signe le plus caractéristique est la constatation à la plante des pieds *de bulles de pemphigus*. Ce sont des phlyctènes au niveau desquelles la peau est soulevée par une collection de pus blanc qu'on voit par transparence. La constatation de ces bulles de pemphigus ne laisse aucun doute sur la nature de la maladie du nouveau-né.

Toutefois, dans des cas très nombreux, rien ne permet, à la naissance même, de savoir d'une façon précise si tel enfant est ou n'est pas entaché de syphilis. Ce n'est que plus tard, à des époques variables du développement du nouvel être, qu'on voit apparaître des signes qui révèlent l'affection que lui ont transmise ses parents. Ce sont ces signes qui constituent, à proprement parler les stigmates de la syphilis.

Nous allons les énumérer.

1° *Développement difficile, lent.* — Ce petit être, né avec ou sans cet aspect de petit vieux, s'il ne meurt pas peu après sa naissance, reste chétif. Ses membres sont grêles. Il ne marche que très tard, à vingt mois, deux ans, ou même plus tard. L'éveil de son intelligence est aussi très retardé, la parole ne vient que très tard. Et souvent, si le traitement n'intervient pas, l'intelligence subit un arrêt de développement confinant à l'idiotie.

2° *Strabisme et lésions oculaires.* — Maintes fois, dès les premières semaines qui suivent la naissance, on peut s'apercevoir que l'enfant *louche*. Le strabisme est en effet un symptôme fréquent de syphilis héréditaire. Mais c'est surtout plus tard, dans le cours de la seconde enfance que l'examen du fond de l'œil par un spécialiste, peut révéler des signes de syphilis héréditaire. Dans certains cas douteux, cet examen peut donner des renseignements très intéressants.

3° *Malformations dentaires.* — Au moment de l'apparition des dents, on a, de ce côté, souvent des renseignements caractéristiques. Rien n'est plus fréquent, je crois, chez les syphilitiques par hérédité, que les troubles de la dentition et les malformations des dents.

D'abord, l'éruption des dents est retardée ; elle est irrégulière et douloureuse.

Les dents sont implantées, laissant entre elles un espace exagéré. La dent elle-même est déformée, marquée de sillons, de godets. D'autres fois, leur extrémité est partagée par un sillon médian qui donne à la dent l'aspect d'un tourne-vis.

Enfin, des dents, les incisives surtout, peuvent manquer. On peut, en un mot, voir toute espèce de malformations dentaires.

4° *Déformations crâniennes.* — Le crâne lui-même peut participer à ces malformations. Il est souvent allongé de haut en bas, aplati transversalement. Il est souvent d'un volume exagéré, avec des bosses frontales qui font saillie. D'autres fois, *la face est asymétriquement développée*, l'un des côtés étant plus développé que l'autre.

5° *Déformations des membres*. — Il peut manquer un doigt ou deux doigts soit aux pieds, soit aux mains, ou bien deux doigts peuvent être soudés l'un à l'autre. Les jambes sont, en général, grêles, longues, souvent aplaties dans le sens latéral, donnant au tibia la forme d'une lame de sabre.

Toutes les déformations, depuis celles qui sont peu apparentes jusqu'à celles qui constituent de véritables monstruosités, sont le fait habituel de la syphilis héréditaire.

6° *Troubles nerveux*. — Ces troubles nerveux de toute sorte sont extrêmement fréquents : convulsions, tics, bégaiements, attaques d'épilepsie vraie ou simulant l'épilepsie. Et, plus tard, troubles intellectuels et moraux, qui vont souvent jusqu'à l'idiotie, la folie, ou les impulsions criminelles.

Les descendants des syphilitiques, comme les

descendants des alcooliques, sont bien souvent des *dégénérés. Avec l'alcoolisme, la syphilis est un des grands facteurs de dégénération de la race.* Les descendants de syphilitiques, comme les descendants d'alcooliques, **quoique à un degré un peu moindre,** peuplent les asiles d'aliénés, les prisons et les bagnes.

Je n'insiste pas davantage ; j'ai tenu à citer ces manifestations de la syphilis héréditaire pour servir d'échantillon, pour montrer que toute espèce de troubles ou de malformations peuvent être le fait de l'hérédité syphilitique. Je ne puis que répéter, à ce propos, ce que j'ai dit à propos du traitement personnel du syphilitique : à l'occasion de toute maladie de vos enfants, de tout trouble, dites au médecin que vous êtes syphilitique. Lui, plus averti que vous, saura par un examen approfondi s'il doit rattacher à votre syphilis telle ou telle maladie de vos enfants.

Traitement de la syphilis héréditaire.

Sachez bien que reconnaître la nature de ces affections liées à la vérole, c'est déjà guérir à moitié les petits malades. Car, là encore, le traitement spécifique judicieusement employé, donne des résultats excellents, quelquefois même prodigieux.

Pour vous convaincre qu'il ne faut pas abandonner à son sort le petit syphilitique, que le traitement peut l'améliorer dans des proportions inespérées, je veux vous citer quelques exemples:

1ᵉʳ exemple : On amène à ma consultation, il y a quelques années, une fillette de trois ans. Elle est mince, petite, ne marche un peu que si elle est soutenue, et ne parle pas. Cette enfant semble vouée à une déchéance physique irrémédiable et à une déchéance mentale proche de l'idiotie. A un examen attentif, elle présentait seulement comme stigmates de syphilis des dents très irrégulièrement implantées, marquées d'un sillon au milieu des incisives, et un front très saillant. Je mandai le père, le confessai, et j'obtins de lui l'aveu d'une syphilis qu'il avait donnée à sa femme (elle avait déjà eu deux fausses couches), et qu'il n'avait pas fait soigner de crainte qu'elle ne découvre la vérité ! Bref, le doute n'était pas permis.

J'instituai aussitôt le traitement mercuriel de la fillette (sans que la mère s'en doutât, du reste). Résultat: quatre mois après, l'enfant avait grandi en taille et en forces plus que je n'aurais osé l'espérer moi-même ; elle marchait et commençait à parler quelques monosyllabes, et on constatait que son intelligence s'éveillait rapidement. Le traitement fut poursuivi, d'une façon intermittente, pendant trois ans : cette fillette, qui a aujourd'hui onze ans, en dehors de son front proéminent qu'elle a évidemment conservé, est développée physiquement et intellectuellement comme les autres enfants de son âge.

2ᵉ exemple : Cet exemple est donné par le Pʳ Troisfontaines, de Liège.

D'un père et d'une mère également syphilitiques naît, à 7 mois, une sorte d'avorton d'une taille minuscule, d'aspect jaune sale, si inerte, si décharné qu'il ne semblait pas valoir la peine qu'on prît soin de lui. On enveloppe ce misérable dans de la ouate chaude, et on le place dans les meilleures conditions pour l'empêcher de se refroidir. C'est à peine s'il peut avaler quelques gouttes de lait ou d'eau sucrés.

Dès le premier jour, on lui donne du mercure (Liqueur de Van Swieten). Sous l'influence miraculeuse de ce remède, le pauvre avorton prend la force de têter un peu chaque jour. Au 25ᵉ jour, l'enfant paraissait mieux, on le pèse. Il pèse 750 grammes !

Cependant, en dépit de la syphilis qui, dès le deuxième jour, s'est attestée par l'apparition sur les pieds et sur les jambes de bulles de pemphigus, ce petit être se développe. Il prend tantôt le sein de sa mère, tantôt des biberons de poupée.

A 7 mois et demi, il commence à marcher.

A 23 mois, il pèse 11 kilos et mesure 73 cent. de hauteur. A 3 ans, il a 87 cent. et pèse 29 kilos. Il ne présente aucune déformation, parle couramment et ne se distingue guère de la généralité des enfants de son âge.

Voici donc deux exemples de syphilis héréditaire avec signes visibles et précoces de syphilis, chez lesquels le traitement spécifique a réellement donné des résultats surprenants.

Mais nombreux aussi sont les cas où le descendant du syphilitique naît sain, selon toute apparence, se développe normalement, sans présenter de stigmate précis de syphilis, et arrive à l'âge adulte sans qu'aucun trouble ait jamais pu faire penser à la vérole. Or, vers 25, 30 ou 35 ans, on voit s'installer insidieusement une ataxie locomotrice, une paralysie générale, ou bien survient brutalement une hémorragie cérébrale avec mort

subite ou paralysie définitive. Je veux vous en
donner deux exemples.

1ᵉʳ exemple : J'ai vu cette année même un jeune
homme de 29 ans, de très belle apparence, dont la
santé antérieure avait été de tout point excellente.
Il avait été soldat, et avait été mobilisé au début
de la grande guerre ; il avait fait campagne cou-
rageusement dans les premiers mois, puis avait
été renvoyé à l'intérieur pour « fatigue générale ».
Lorsque j'eus à l'examiner, il présentait des
symptômes très nets d'ataxie locomotrice. J'ai dit
que cette maladie est à peu près toujours de
nature syphilitique. Or ce jeune homme, très ins-
truit et très soigneux, n'avait jamais eu aucun
symptôme de syphilis ; de cela, il n'y avait pas à
douter. Interrogé sur sa famille, j'appris que son
père était mort subitement à 37 ans. Sa mère, qui
vit encore et a 54 ans, avait eu deux fausses couches dans les premières années qui suivirent son
mariage. Une troisième grossesse plus heureuse
s'était terminée par la mise au monde d'une fille;
enfin, une quatrième grossesse avait donné naissance au jeune homme, objet de cette observation. Mis sur la piste de la syphilis par la mort
subite du père et par les deux fausses couches de

la mère, je cherchai chez le jeune homme des
stigmates de syphilis, et n'en trouvai aucun. Je le
priai de m'amener sa sœur. Elle se portait bien,
mais présentait des malformations dentaires
caractéristiques de la syphilis héréditaire. Il n'y
avait pas de doute ; ce jeune homme était atteint
d'ataxie locomotrice, dont la cause première était
la syphilis à laquelle avait succombé le père.

Je ne parle pas ici du résultat du traitement
spécifique ; l'ataxie est une maladie, nous l'avons
vu, où des lésions du système nerveux central
vouent à l'insuccès le traitement.

2ᵉ exemple : En 1907, je fus appelé à voir un
homme de 32 ans, qui présentait des troubles
cérébraux ; quelques semaines après, une paralysie générale caractérisée était installée. Comme
l'ataxie, la paralysie générale reconnaît toujours
pour cause la vérole. Ce jeune homme, dont l'état
cérébral ne permettait pas l'interrogatoire, ne me
parut pas avoir contracté la syphilis. Sa mère, par
contre, me déclara avoir eu quatre fausses couches avant d'avoir eu ce cinquième enfant. Le
malade ne présentait cependant aucun stigmate
de syphilis héréditaire. Le père, encore vivant,
interrogé isolément, m'avoua avoir eu à 26 ans

une écorchure à la verge, qu'il ne soigna pas du reste autrement que par de la poudre d'iodoforme; il n'avait jamais suivi de traitement spécifique, s'était marié deux ans après, et avait, comme de juste, contaminé sa femme. Là encore, le doute n'était pas possible ; la paralysie générale de mon malade avait pour origine la syphilis des parents.

Je passe sur les résultats du traitement spécifique ; dans ces cas inexorables, le traitement n'est même pas tenté.

Ces deux exemples démontrent bien qu'un descendant de syphilitique peut venir au monde parfaitement sain, en apparence, ne présenter aucun symptôme de syphilis pendant une longue période de son existence, et cependant à un moment déterminé, alors que rien ne pouvait le faire prévoir, être atteint d'une affection tertiaire irrémédiable.

Dans le second cas, le père vivant encore a attesté l'origine syphilitique de la maladie de son fils. Plus nombreux sont les cas où cette attestation directe ne peut être faite.

A ce sujet, je veux exposer mon opinion sur le *testament du syphilitique :* les parents syphili-

tiques devraient, à leur mort, faire connaître, à
leur descendance, même indemne en apparence,
la nature du mal dont ils ont été atteints. Que s'ils
ne veulent pas faire eux-mêmes cet aveu, qu'ils
le fassent faire par l'intermédiaire du médecin de
la famille ou de tout autre ami éprouvé de la
famille. Qui pourrait soutenir que le jeune
homme ataxique, s'il avait connu le mal de ses
parents, ne se serait pas soumis bien avant à un
examen médical complet, et, soigné avant que
son affection fut devenue irrémédiable, n'aurait
pas évité ou guéri tout au début son ataxie ? En
tout cas, dans des affections syphilitiques héréditaires beaucoup moins graves (affections de la
peau, des muscles, des os même), la connaissance
d'une syphilis familiale conduirait à un traitement précoce et à une guérison rapide. Enfin, en
admettant que les enfants du syphilitique vivent
normalement, savez-vous si vos petits-enfants
seront indemnes de syphilis ?

L'hérédité seconde, c'est-à-dire la transmission
de la syphilis à la deuxième génération, n'est pas
rare. Il sera alors bien malaisé de rattacher certaines affections à leur véritable cause.

J'ai adopté comme règle de conduite de con-
seiller très fortement à tout syphilitique de lais-

ser à leur descendance un **témoignage de leur** syphilis.

Je n'entrerai pas dans les détails du traitement de la syphilis héréditaire. **Ce traitement ne peut** être fait que sous la direction effective du médecin. Par les exemples que nous avons **donnés,** nous avons vu qu'en somme, la syphilis héréditaire se comportait comme la syphilis **acquise de** l'adulte, puisque, comme **dans celle-ci, elle** pouvait rester silencieuse de longues années, et se manifester ensuite par des accidents de tout ordre. La direction générale du traitement doit donc être semblable dans les deux cas. Il faut traiter la syphilis héréditaire, même chez les tout jeunes enfants, non pas seulement **pour** guérir une lésion déterminée, et pendant le temps que cette lésion met à guérir, mais *il faut poursuivre le traitement spécifique pendant des années,* périodiquement, par traitements intermittents, pour éteindre progressivement la maladie, comme dans la syphilis acquise.

Deux raisons de première valeur doivent enlever à cet égard toute hésitation ; nous les avons déjà exprimées, mais nous les redirons sous une autre forme :

1° Si vous ne faites pas suivre à votre enfant

ce traitement prolongé, savez-vous, malgré qu'il ait actuellement une bonne santé et un développement normal, s'il ne sera pas atteint, quelques années plus tard, de troubles graves ? Etes-vous sûr qu'il ne sera pas atteint d'épilepsie, d'ataxie locomotrice, ou toute autre affection contre laquelle le traitement ne pourra plus rien ? Sachez que ces affections ne sont pas rares entre quinze et trente ans chez les syphilitiques par hérédité. Et, le sachant, vous hésiteriez à mettre tous les atouts de votre côté ?

2° En second lieu, si vous ne faites pas suivre ce traitement chronique intermittent à votre enfant, sachez que ses enfants peuvent être frappés de syphilis, que ses enfants, vos petits-enfants à vous, seront peut-être des idiots, des dégénérés ou des monstres.

Une seule raison pourrait vous faire hésiter un instant ; mais, pourriez-vous dire, le mercure ne fera-t-il pas du mal à ces petits êtres ? Non ; sachez que les enfants tolèrent admirablement le traitement spécifique. Aucun accident n'est à craindre, pas plus que chez l'adulte.

Ne pas donner longtemps du mercure à votre enfant qui est entaché de syphilis, c'est commettre un troisième crime que vous ajouteriez aux deux autres : celui que vous avez commis en vous mariant avant le délai imposé, avant d'être suffisamment guéri, et celui que vous avez commis en ne faisant pas donner à votre femme, avant et pendant sa grossesse, les soins que votre première faute avait nécessités.

RÉSUMÉ PRATIQUE
de la conduite du syphilitique
qui veut créer une famille.

———

1° Le syphilitique, sous aucun prétexte, ne doit se marier avant la quatrième, cinquième ou sixième année après le début de sa syphilis. — Il ne se mariera qu'après l'autorisation de son médecin. —

2° Avant toute tentative de procréation, le syphilitique se soumettra à un traitement spécifique.

3° Dès que sa femme sera grosse, il la conduira chez son médecin, pour qu'elle suive un traitement pendant toute la grossesse.

4° Après la naissance, et à diverses reprises, faire voir l'enfant au médecin, et, s'il y a lieu, faire suivre à l'enfant le traitement aussi longtemps qu'il le faudra.

···

Avant de clore ce petit livre, je veux répondre directement à cette question : le syphilitique peut-il devenir vieux ?

Au cours de cette étude, j'y ai déjà répondu quand j'ai dit que les Cⁱᵉˢ d'Assurances admettaient comme assurés des syphilitiques, en majorant leur âge de cinq ans.

J'ai également répondu à cette question en citant l'exemple d'un vieillard atteint de gomme syphilitique de la jambe à 87 ans, soixante ans après le chancre. C'est bien là un exemple que le syphilitique peut devenir vieux.

Mais, me direz-vous, n'est-ce pas là une exception ? Non, ce n'est pas une exception.

J'ai dans ma clientèle bon nombre de vieux syphilitiques de 55, 60, 70 et même 80 ans, dont la syphilis a 20, 30 ou 40 ans d'existence.

Il ne se passe pas de semaine sans que je voie un ou une malade de 60 à 80 ans qui a eu la syphilis 30 ou 50 ans auparavant.

Tous les médecins ont fait les mêmes remarques. La question est donc résolue par l'affirmative : le syphilitique peut devenir vieux, et il le devient généralement s'il s'est soigné convenablement.

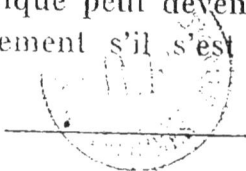

CONCLUSION GÉNÉRALE

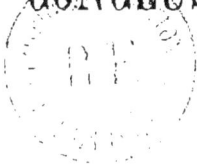

———

Puisque nous venons de voir et de démontrer avec des exemples authentiques à l'appui :

1° *Que le syphilitique qui se soigne selon les règles, c'est-à-dire pendant un temps suffisamment prolongé et d'une façon assez intensive, — et qui suit les prescriptions indiquées d'hygiène, — échappe très généralement aux accidents tertiaires ;*

2° *Qu'il peut, d'autre part, en observant les règles établies à ce sujet, avoir des enfants sains comme tout le monde.*

Ce syphilitique, dis-je, ne diffère donc pas tellement d'un non syphilitique qu'il doive se considérer comme une existence à part, comme un

déchet de la société. Et ce sera là ma conclusion :
la syphilis n'est pas la maladie honteuse et implacable que d'aucuns s'imaginent. Le syphilitique sérieux est en droit d'espérer vivre comme
tout le monde, et de parcourir son existence sans
plus de misère que celles qui sont l'apanage
habituel du commun des mortels.

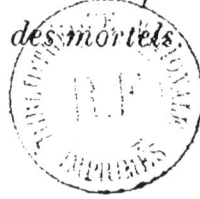

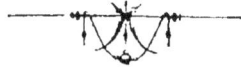

IMPRIMERIE TYPOGRAPHIQUE M. SOUCHIER — ROANNE

www.ingramcontent.com/pod-product-compliance
Lightning Source LLC
Chambersburg PA
CBHW060546210326
41519CB00014B/3361